ALORS, ON MANGE QUOI ?

Des mêmes auteurs

Docteur Laurent Chevallier

Le guide antitoxique de la grossesse, Marabout, 2016 (avec Claude Aubert).

Moins de médicaments, plus des plantes, Fayard, 2015.

Maigrir sans lutter, Fayard, 2014 ; rééd. LGF, 2015.

Le Livre antitoxique. Alimentation, cosmétiques, maison, Fayard, 2013 ; rééd. LGF, 2014.

Claude Aubert

En forme grâce aux baies, Terre Vivante, 2016.

Manger bio, c'est mieux, Terre Vivante, 2012 (avec Denis Lairon et André Lefebvre).

Une autre assiette : une assiette qui protège votre santé et la planète, Le courrier du livre, 2009.

Fabuleuses légumineuses : 140 recettes traditionnelles, Terre Vivante, 2000.

La liste complète des ouvrages publiés par les mêmes auteurs se trouve en page 281.

Docteur Laurent Chevallier
Claude Aubert

Alors, on mange quoi ?

Le guide du bon sans toxique

Fayard

Couverture : Atelier Didier Thimonier
Illustration : © Getty images
Pictogrammes : © fotolia

ISBN : 978-2-213-70084-7
Dépôt légal : juin 2016

Avant-propos

Ma grand-mère était médecin pédiatre, elle a vécu jusqu'à 94 ans en bonne santé, bien qu'ayant connu des périodes de grandes restrictions alimentaires. Lorsque mes frères, mes cousins et moi-même déjeunions chez elle, nous adorions ce qu'elle préparait et n'avions alors nulle inquiétude sur le contenu de nos assiettes. Nous n'y pensions tout simplement pas. Aujourd'hui, tout a changé. Alors, on mange quoi ?

Si aucun aliment dans son état naturel n'est mauvais en soi, les multiples transformations qu'il subit pour s'adapter à des logiques commerciales intraitables le rendent potentiellement dangereux et nous obligent, nous, médecins et scientifiques, à vous mettre en garde. D'abord pour préserver votre santé. Ensuite parce que, en apprenant à discerner le bon du toxique, à déchiffrer les étiquettes, à consommer sain et cuisiner simple, nous pouvons tous contribuer à mieux vivre ensemble, sur une planète préservée.

Autant de bonnes raisons de ne plus avaler n'importe quoi…

Introduction

Comment nos assiettes ont-elles pu devenir d'aussi médiocre qualité, voire toxiques, alors que l'Europe, et la France en particulier, étaient réputées pour leurs gastronomies et la qualité de leurs produits ? C'est dans les dysfonctionnements de l'agrobusiness et d'une partie de la grande distribution qu'il faut se tourner pour trouver les raisons de cette dégradation.

À partir du milieu du XXe siècle, l'agrobusiness a pris peu à peu le pouvoir sur le bon sens. Aujourd'hui, c'est lui qui dicte vos choix alimentaires en se préoccupant peu, en tout cas insuffisamment, en dehors de l'aspect microbiologique, de la préservation de votre santé et de la protection de la planète. En cherchant en permanence à augmenter ses marges tout en réduisant les coûts des denrées pour satisfaire la volonté de la grande distribution, l'agrobusiness a rendu tout simplement impossible la préservation de produits de qualité. Processus de production et de transformation contestables, adjonction de multiples additifs chimiques (colorants, agents de texture...), synthèse chimique, ionisation, hydrogénation et autres manipulations génétiques ont fait de l'aliment un produit purement industriel, brevetable et fort éloigné de l'aliment naturel de base. Les manœuvres marketing alléchantes, le packaging séduisant et parfois même irrésistible ne sont que des écrans de fumée pour mieux masquer la médiocrité des produits qu'on veut vous faire avaler. Ce n'est pas cela que ma grand-mère nous servait !

Le système de protection des consommateurs, régulièrement pris en défaut concernant les normes, se révèle défaillant, et les pouvoirs publics pas assez vigilants. Les multiples tricheries de l'agrobusiness (remplacement de la viande de bœuf par de la viande de cheval, produits d'importation contenant des pesticides interdits…) passent la plupart du temps entre les mailles d'un filet inefficace. Les contrôles sont insuffisants, et les sanctions faibles. Au niveau européen, la passivité et une certaine forme de soumission à divers lobbies favorisent la défiance – justifiée – des consommateurs. Les supercheries se développent à des échelles de plus en plus importantes, leur degré de sophistication augmente et elles sont donc de plus en plus difficilement détectables. En cas de nécessité, on trouve des « astuces » plus ou moins légales pour contourner la réglementation.

Un « repenti », ingénieur de l'industrie agroalimentaire, explique qu'il pensait, avec ses « astuces » pour faire vendre des produits parfois douteux, « être moins coupable que l'inspecteur des fraudes qui ferme les yeux sur ordre, les molles associations de consommateurs, ou les politiciens plus enclins à étouffer un scandale qu'à prendre des mesures pour l'éviter[1] ». Ce ne sont bien sûr pas les agents des organismes assurant les contrôles qui sont en cause, bien qu'ils commencent à être sérieusement démotivés, mais leurs hiérarchies et les autorités de tutelle. Les industriels savent aussi parfaitement faire un lobbying permanent et des chantages à l'emploi.

L'alimentation industrielle de type « occidental » est devenue tellement préoccupante, tueuse, que Kelly Brownell, professeur de l'Université de Yale aux États-Unis, n'hésite pas à dire : « On peut affirmer qu'une mauvaise alimentation rivalise avec le tabac en termes de coût pour la société[2]. » D'ailleurs, ce n'est pas un hasard si le journaliste du *New York Times* qui la cite, Michael Moss, indique que ce sont précisément les dirigeants des firmes de tabac, par exemple Philip Morris, qui assistent les géants de l'alimentaire pour élaborer « des stratégies pour répondre aux inquiétudes de l'opinion publique[3] ».

*

Face au manque de vigilance et d'action de la puissance publique, le consommateur, chacun d'entre nous, doit de plus en plus apprendre à se débrouiller par lui-même pour choisir ses produits et identifier ce qu'il y a vraiment dans son assiette pour préserver sa santé contre de nombreuses maladies multipliées par ce type d'alimentation : cancers, AVC, maladies cardiovasculaires, diabète, surpoids, obésité, allergies... Ce livre a pour but de vous proposer toutes les clés pour y parvenir, sachant – rappelons-le – qu'il n'y a pas d'aliment brut qui soit mauvais, mais que tout le problème vient de leurs manipulations en amont (nourriture des animaux, usage de pesticides...) et en aval (additifs, emballages dont des éléments peuvent migrer dans les contenus alimentaires...). On voit bien que toutes ces manipulations, mauvaises pour la santé de l'homme, sont aussi nuisibles à l'environnement (pollution, perturbation des écosystèmes, émissions de gaz à effet de serre concernant le transport des denrées...). C'est pourquoi la problématique environnementale (développée dans le chapitre 4) nous accompagnera dans tous nos conseils. Aujourd'hui, il est devenu impossible de ne pas penser sa santé de manière globale, et son alimentation depuis sa production jusqu'à notre assiette.

*

Pour nous médecins et scientifiques, un des aspects les plus stupéfiants, au-delà des techniques hyper-pointues pour faire vendre et suralimenter les populations, a été la mise au point de produits permettant de faire sauter un à un tous les verrous des régulations physiologiques de l'organisme concernant les prises alimentaires. Ainsi ont été élaborés et développés des produits ayant la capacité de faire manger sans réelle faim, de faire boire sans réelle soif (soda et autres jus industriels…), de créer des envies qui se transforment chez certaines personnes en compulsions.

Le développement de véritables addictions au sucré ou au salé a été sciemment et scientifiquement élaboré[4]. N'importe quel mammifère en situation normale ayant moins d'activité physique cherche à réduire ses apports en calories, le carburant de l'organisme. Or, avec une certaine forme d'alimentation industrielle, c'est l'inverse qui s'opère. Ainsi, avec des exhausteurs de goût, sel, glutamate, sucre sous différentes formes (75 % du sucre absorbé est ajouté plus ou moins à votre insu dans les aliments, comme le sirop de glucose-fructose dont la concentration n'est pratiquement jamais mentionnée) et de multiples autres artifices (colorants, agents de texture induisant du craquant, de l'onctuosité…), on arrive à faire manger toujours plus, à dérégler le couple faim/satiété et à provoquer ainsi des troubles alimentaires souvent majeurs. Et les produits « allégés » en sucre ou en gras font partie de ce grand leurre[5]. De multiples recherches ont permis de standardiser les goûts afin que les produits soient vendables dans le monde entier. Des arômes ont été élaborés pour formater le goût, et tout particulièrement celui des enfants. L'objectif est simple : ancrer une empreinte sensorielle spécifique dans le cerveau, et ce dès l'enfance. Si l'on ajoute à cela les techniques de neuromarketing cherchant à manipuler le consommateur par une approche scientifique des réactions du cerveau visant à orienter subtilement vos comportements d'achat en toute impunité, reste à s'interroger sur les desseins de ce grand dérèglement alimentaire organisé.

À qui cela profite-t-il ? Pourquoi les pouvoirs publics acceptent-ils cet état de fait et la diffusion dans les alimentations de tant d'éléments chimiques dont on connaît parfaitement, ou suspecte scientifiquement, les impacts négatifs sur la santé ? Au nom de la liberté d'entreprendre ? Le coût humain et pour la société a-t-il été évalué ? Au-delà des coûts humains incalculables, il s'agit là d'une aberration sur le plan économique favorisant l'augmentation sournoise des maladies et, par là même, le mal-être au travail et les déficits de l'assurance maladie. La qualité et l'acceptabilité du travail sont en effet impactées très négativement par les troubles et maladies de « civilisation » (troubles du sommeil, allergies, maladies cardiovasculaires, cancers…).

Heureusement, les signes encourageants se multiplient. D'une part, du point de vue individuel, émerge le fait qu'il est tout simplement impossible de digérer correctement cette alimentation hyper-transformée qui ne correspond pas à nos besoins physiologiques. Une enquête du *New York Times* (8 novembre 2015) indique que les ventes de jus d'orange industriels, qui renferment des quantités de sucre considérables problématiques pour la santé, ont baissé de 45 % depuis 1998 aux États-Unis, alors qu'ils sont présentés par le marketing des grands groupes industriels comme l'une des composantes nécessaires d'un petit déjeuner équilibré. Les ventes de « céréales », quant à elles, ont baissé de 25 %. Toujours selon cette enquête, 42 % des consommateurs entre 20 et 37 ans ont perdu confiance dans les firmes agroalimentaires.

D'autre part, au niveau collectif, grâce au partage des données, à la mondialisation des informations, la prise de conscience des méfaits d'une certaine forme d'alimentation industrialisée progresse. Cela a des conséquences au niveau de la législation. Par exemple, aux États-Unis, après le Connecticut et le Maine, l'État du Vermont a adopté en 2015 une loi rendant obligatoire l'étiquetage des produits alimentaires contenant des OGM. Face à ces actions, l'inquiétude des industriels grandit. Ils craignent de voir des législations édicter chacune leurs propres règles et préfèrent devancer la fronde et le boycott. Certains choisissent de jouer la transparence et de mentionner la présence ou non d'OGM, des marques retirent le glutamate (exhausteur de goût), des colorants et parfois des arômes artificiels de plusieurs de leurs produits et le font savoir. Si l'on peut considérer qu'il s'agit d'une évolution positive, reste à savoir si elle sera durable et jusqu'où elle ira.

Parallèlement, un formidable mouvement se développe dans les sociétés occidentales, où le partage, la conscience de l'importance des moyens de production (bien-être animal…), mais aussi le plaisir de savourer du bio, prennent le pas sur la « conso » comme finalité en soi. Cette ère « postmatérialiste » touche toute l'Europe, avec, bien sûr, des nuances dans les zones de plus grandes difficultés économiques. Des initiatives concernant une économie solidaire et de partage seront, à n'en point douter, la marque de fabrique du XXIe siècle et permettront enfin de résister à certains lobbies industriels, notamment dans le domaine agroalimentaire.

L'objectif est, comme le disait ma grand-mère pédiatre, de toujours s'orienter vers le bon, le sain et le partage.

Dr Laurent Chevallier

1

Comment satisfaire les besoins de l'organisme ?

VÉGÉTAL OU ANIMAL ?

Manger de la viande, est-ce indispensable ?

Laura et Dimitri se posent de plus en plus souvent la question de savoir quelle proportion de végétaux ils doivent mettre dans leur assiette pour s'assurer un bon équilibre nutritionnel. Dimitri n'est pas du tout végétarien, mais il déplore la violence faite aux animaux dans les abattoirs. Pour Laura, l'amie de Dimitri, les employés qui tuent toute la journée des bêtes ne peuvent qu'un jour ou l'autre « péter les plombs ». Jamais, historiquement, on n'avait procédé ainsi. Les animaux étaient autrefois parcimonieusement achevés dans les fermes. Laura, végétarienne convaincue, admet que l'homme a toujours mangé des aliments à la fois d'origine végétale et animale. Toutefois, elle fait aussi remarquer que les très lointains ancêtres de l'homme, les australopithèques, il y a 4,5 millions d'années, étaient végétariens. Qui a raison, qui a tort ?

Avant les débuts de l'agriculture, il y a environ 10 000 ans, la cueillette et la chasse étaient les deux sources de nourriture de l'homme. Depuis les débuts de l'agriculture, tous les peuples ont continué à manger des produits végétaux et des produits animaux. Parmi les premiers, les céréales sont presque partout devenues la base de l'alimentation. Pour les seconds, la chasse a continué à être une source, mais les produits de l'élevage sont rapidement devenus dominants. Dans la quasi-totalité des peuples sédentaires, les produits végétaux – céréales, légumineuses, fruits, légumes – sont devenus l'essentiel de l'alimentation, les produits animaux venant en complément. Entre les ⅔ et les ¾ des protéines venaient de végétaux, le reste étant apporté par des produits animaux – viande, poisson, produits laitiers, œufs – selon les ressources locales. Dans les pays riches, cette proportion s'est progressivement inversée au cours du XXe siècle, pour arriver à plus de ⅔ des protéines d'origine animale. Cette inversion a principalement des causes sociologiques. La viande ayant toujours été, avant l'ère industrielle, un produit rare et cher, elle est devenue un marqueur social : plus on était riche, plus on pouvait en consommer[1]. La poule au pot tous les dimanches chère à Henri IV était un fantasme et non pas une réalité. Dès l'instant où les revenus ont augmenté et où l'industrialisation de l'élevage a permis de produire plus de viande à un prix plus abordable, sa consommation a explosé. Cette alimentation à dominante animale est-elle pour autant souhaitable pour notre santé et durable pour la planète ?

Manger de la viande n'est pas nocif en soi. C'est la consommation régulière et excessive de viande rouge et de charcuterie qui est mise en cause, la première ayant été récemment classée « cancérogène probable » et la seconde « cancérogène certaine » par l'OMS. Un classement vivement critiqué par les acteurs de la filière viande. On peut toutefois affirmer avec certitude que l'excès de consommation de viande rouge et de charcuterie favorise certains cancers, notamment du colon, et les maladies cardiovasculaires. Le niveau de consommation à partir duquel ce risque est avéré reste controversé et les effets néfastes sont liés essentiellement à l'excès de matière grasse de type acides gras saturés, aux modes de cuisson inadaptés, à la présence de polluants dits lipophiles (c'est-à-dire se fixant dans les graisses comme les dioxines), les PCB, qui peuvent être pour beaucoup d'entre eux des perturbateurs endocriniens. D'après une étude américaine, le fait de remplacer une portion quotidienne de viande rouge par une portion de légumes secs diminue le risque de maladie cardiovasculaire de 35 %.

Quel est donc le bon équilibre entre animal et végétal ? En termes de protéines, les recommandations des dernières décennies sont de prendre en quantité équivalente celles d'origine animale (PA) et celles d'origine végétale (PV) : PA/PV = 1, mais elles évoluent dans le temps à la lumière de différentes études. On peut aujourd'hui considérer comme plus opportun que la part des protéines d'origine végétale soit supérieure à celle d'origine animale. Une proportion ⅔ végétal et ⅓ animal nous paraît réaliste pour ceux qui ne veulent pas trop bouleverser leurs habitudes, sachant qu'il est possible de diminuer encore bien plus la part de l'animal sans aucun inconvénient pour notre santé et avec des effets bénéfiques pour l'environnement.

Pour vous aider à prendre de bonnes habitudes alimentaires, nous vous proposerons des menus incluant par exemple viande ou poisson une fois par jour (soit environ 400 grammes de viande par semaine, 2 fois du poisson, dont une fois un poisson riche en acides gras oméga-3 type sardine, maquereau et, pour le reste, des poissons blancs), des œufs 3 à 5 fois par semaine, et 2 voire occasionnellement 3 produits laitiers par jour selon la composition globale de l'assiette. Nous vous concocterons aussi des menus sans viande et sans risque de carence, à condition d'assurer des combinaisons alimentaires adaptées. Dans ce cas, il faut choisir des aliments riches en protéines végétales. Mais quels sont-ils ?

Légumineuses et céréales : comment les reconnaître, comment les consommer ?

Les aliments les plus riches en protéines végétales sont les légumineuses (légumes secs et soja), suivies de près par les fruits secs oléagineux. Mais attention au soja ! Il contient des phytoestrogènes, des isoflavones, qui entrent dans la catégorie des perturbateurs endocriniens naturels. On peut en consommer, mais avec modération, d'autant que les peuples occidentaux ne le transforment pas dans leurs intestins de la même manière que les Asiatiques. L'Agence sanitaire française (Anses) propose de ne pas dépasser 1 milligramme d'isoflavones de soja par kilo de poids. Pour une personne de 70 kilos, l'absorption de 70 milligrammes d'isoflavones paraît pertinente. Ce taux est très rarement atteint en France, sauf pour les grands consommateurs d'aliments à base de soja[2].

D'autres légumineuses, dont on mange les graines (haricot, lentille, pois chiche, pois cassé, fève), sont des aliments pour l'homme d'une qualité exceptionnelle par leur richesse en protéines, mais aussi en fibres et en minéraux. Partout dans le monde, jusqu'à l'époque industrielle, il s'en consommait autour de 50 grammes par jour et par personne, parfois davantage, ce qui couvrait 20 % à 25 % des besoins en protéines. Au XXe siècle, l'augmentation de la consommation de viande a réduit leur place dans notre alimentation à environ 5 grammes par jour. Aliments bon marché – on les appelle parfois la viande du pauvre –, leur mauvaise image vient aussi de leur propension à provoquer des flatulences et leur réputation d'être difficiles à digérer. C'est en réalité une question de quantité et de préparation. Elles ne doivent jamais être l'ingrédient principal d'un repas, mais être associées par exemple à une céréale comme dans la recette italienne *pasta e fagioli* (pâtes et haricots), dans le couscous ou dans les soupes paysannes. D'autres plats qui font partie de notre patrimoine culinaire associent une légumineuse avec une source de protéines animales, comme le cassoulet ou le petit salé aux lentilles.

Les céréales et les produits dérivés sont aussi des sources très significatives de protéines : une portion de pâtes de 100 grammes apporte 12 grammes de protéines, c'est-à-dire 20 % à 24 % des besoins quotidiens.

En combinant légumineuses et céréales, on arrive à une qualité de protéines équivalente à celle des protéines animales ; c'est d'ailleurs l'association la plus pratiquée dans le monde. Les céréales sont relativement pauvres en lysine et les légumineuses en cystéine et méthionine, mais, associées, elles couvrent les besoins de l'organisme[3].

Lisons l'extrait suivant du livre *Tortilla Flat*[4] de John Steinbeck, publié en 1935. Il s'agit certes d'un roman, et les aspects nutritionnels de cet extrait ne doivent pas être pris à la lettre, mais il confirme le rôle-clé que les haricots ont joué dans l'alimentation, notamment sur le continent américain.

« Alfredo, qui était en cours préparatoire, fut convoqué au bureau du directeur, car on le trouvait un peu maigre. L'infirmière, rompue à la psychologie enfantine, lui dit gentiment :

"Freddie, est-ce que tu as assez à manger ?

– Ça oui, dit Alfredo.

– Bon. Alors dis-moi ce que tu manges au petit déjeuner.

– Des tortillas et des haricots."

L'infirmière se tourna vers le directeur en hochant la tête d'un air consterné.

"Qu'est-ce que tu manges quand tu rentres chez toi à midi ?

– Je ne rentre pas à la maison.

– Tu ne manges donc pas à midi ?

– Si, bien sûr. J'emporte des haricots enveloppés dans une tortilla."

L'infirmière était vraiment atterrée, mais elle se maîtrisa.

"Et le soir, qu'est-ce que tu manges ?

– Des tortillas et des haricots."

Cette fois sa diplomatie l'abandonna.

"Tu veux me faire croire que tu ne manges que des tortillas et des haricots ?"

Alfredo était stupéfait.

"Jésus-Christ, dit-il, qu'est-ce qu'il faudrait de plus ?"

Le médecin de l'école [...] secouait encore la tête d'un air incrédule tandis qu'il faisait son rapport : "Je leur ai fait passer tous les tests que je connais, dit-il, dents, peau, sang, squelette, yeux, coordination. [...] Messieurs, je n'ai jamais vu d'enfants plus sains de toute ma vie." »

De nombreuses données scientifiques confirment l'impact positif des légumineuses sur la santé. L'une des plus significatives, menée dans 5 pays sur 785 personnes âgées de 70 ans et plus, a conclu que la seule famille d'aliments associée de manière réelle à une baisse de la mortalité était celle des légumineuses. Une augmentation de 20 grammes de la consommation quotidienne de ces dernières s'accompagnait d'une diminution de la mortalité de 7 % à 8 % (Darmadi-Blackberry, 2004).

Certains reprochent aussi aux légumineuses d'être trop longues à cuire et de nécessiter un trempage préalable, ce qui n'est pas vrai pour les lentilles et les pois cassés, qui cuisent en 20 à 30 minutes. Les pois chiches exigent un long temps de cuisson, mais, si on les fait germer au préalable – ce qui les enrichit en vitamines –, ils cuisent en moins d'une demi-heure. On peut également les incorporer à des préparations qui se conservent plusieurs jours, comme le houmous libanais (voir recette p. 249). La cuisson des haricots reste longue, mais, à l'inverse de nombreux autres aliments, on peut en cuire une assez grande quantité et les conserver 2 ou 3 jours au réfrigérateur. Jadis, au Mexique, on cuisait une grande marmite de haricots pour la semaine et on les faisait rebouillir chaque jour pour empêcher le développement de bactéries ou de moisissures indésirables. Cela ne correspond pas certes à nos habitudes alimentaires, mais les modes de préparation des haricots sont si variés que l'on peut, de temps à autre, en manger deux ou trois jours de suite sans se lasser.

En cuisine comme ailleurs, il y a des mariages heureux et d'autres qui le sont moins. On a vu plus haut l'association des céréales et des légumineuses qu'on retrouve partout dans le monde : blé et pois chiches (couscous) en Afrique du Nord, riz et soja ou lentilles en Asie, maïs et haricots sur le continent américain, soupes aux légumineuses mangées avec du pain jadis en France, etc. D'autres associations – qui font souvent partie des traditions culinaires – ont également un intérêt nutritionnel. Quelques exemples : les caroténoïdes des légumes qui en contiennent beaucoup (carotte, épinard, potimarron, brocoli) sont mieux assimilés en présence de matière grasse ; l'assimilation du fer des végétaux est augmentée en présence de vitamine C ; le vinaigre ou le jus de citron dans les crudités limite les pertes en vitamine C ; le fer et le zinc des céréales et des légumineuses sont mieux assimilés en présence d'ail ou d'oignon.

Il nous faut des protéines, des glucides, des lipides !

Les **protéines** sont un enchaînement de structures de base appelées acides aminés. Certains sont dits « essentiels », car non synthétisables par l'organisme, et doivent donc être apportés impérativement par l'alimentation. Mais dans quelles proportions devons-nous en manger pour le satisfaire ?

Les besoins en protéines, s'ils varient en fonction de l'âge et de la corpulence, sont estimés à environ 1 gramme par kilo de poids corporel (exactement 0,8 g), c'est-à-dire, pour une personne de 60 kilos, 60 grammes de protéines en moyenne. Un peu plus lorsque l'organisme est en croissance (pour les enfants) et pour ceux pratiquant une activité sportive intense, jusqu'à 1,4 gramme sans dépasser 1,7 gramme.

Ceux-ci sont apportés par exemple par 200 grammes de céréales, 75 grammes de légumes secs, 50 grammes de gruyère et 1 œuf, ou par d'autres combinaisons comme

200 grammes de céréales, 50 grammes de légumes secs, 150 grammes de poisson et 50 grammes de camembert. Soulignons que l'œuf est l'aliment qui apporte le meilleur équilibre en protéines, c'est-à-dire contenant tous les aminés nécessaires en bonne proportion.

Que se passe-t-il dans le cas où le statut en protéines n'est pas optimisé ? Si toute insuffisance d'apport en protéines est préjudiciable, notamment pour les enfants (croissance) et les seniors (fonte des muscles, baisse des défenses immunitaires), l'excès a aussi des effets délétères. Ils sont soit directs, sur les reins, soit indirects, par le biais d'un apport en acides gras saturés lors de la consommation de viandes trop grasses (côtelettes, entrecôtes...), de charcuteries et de fromages secs en excès.

Concentration moyenne en protéines pour 100 g d'aliments	Origine animale	Origine végétale
Plus de 30 g		Levure alimentaire
30 à 20 g	– Viande (selon la concentration en gras) – Poisson – Fromage à pâte dure ou pressée (gruyère, camembert...)	– Légumes secs (haricot sec, lentille, pois chiche, pois cassé) – Certains fruits secs oléagineux (amande, pistache, cacahuète, noix de cajou)

Concentration moyenne en protéines pour 100 g d'aliments	Origine animale	Origine végétale
20 à 10 g	Œuf	– Certains fruits secs oléagineux (noix, noisette, pignon) – Quinoa – Blé, seigle, orge, avoine, sarrasin et leurs dérivés : pâtes, pain (complet ou aux multicéréales…) – Tempeh (aliment fermenté à base de soja), tofu
10 à 5 g	– Fromage « frais » (fromage blanc, faisselle…) – Yaourt	– Maïs – Riz
Moins de 5 g	– Lait – Laits fermentés	– Légumes – Fruits frais

*

Il existe deux grands types de **glucides** : les « simples », au goût sucré, et les « complexes », essentiellement l'amidon. Pour la première catégorie, il s'agit du saccharose ou sucre de table (en morceaux ou en poudre), du glucose, du fructose (sucre des fruits à la base, mais celui qui est issu d'un processus de fabrication industriel à partir de céréales comme le maïs, formant du sirop de glucose-fructose, pose problème, voir p. 79), du lactose ou sucre du lait. Les fibres des végétaux entrent également dans la catégorie des glucides, mais ne sont pas assimilables.

Les besoins en glucides, principalement sucre et amidon, sont estimés à environ 150 grammes par jour. Les besoins de l'organisme en sucre sont couverts par 300 grammes de fruits (3 fruits de moyen calibre) et 200 grammes de céréales brutes ou transformées (riz, maïs, sarrasin, millet, pâtes, couscous, boulgour, pain au levain) ou de légumes secs. D'autres combinaisons sont possibles en majorant la part des produits à base de sucre « complexe ».

Concentration moyenne en glucides pour 100 g d'aliments	Sucres ou glucides « simples »	Glucides « complexes »
100 g	Sucre raffiné type saccharose	
100 à 75 g	Divers produits industriels de type bonbons, friandises diverses, notamment chocolat	
75 à 50 g	– Pâtisseries diverses – Fruits secs (mais présence de fibres)	– Céréales et dérivés – Pain

50 à 20 g		– Céréales cuites – Légumineuses cuites – Pommes de terre
< 20 g	Fruits	

A été défini également un index glycémique des aliments indiquant le pouvoir qu'a un produit d'augmenter le taux de sucre dans le sang (glycémie). Il est bien sûr préférable de consommer des produits à index glycémique faible. On les trouve essentiellement, à part quelques exceptions comme le miel, dans les produits naturels et bruts non transformés industriellement. Pour les produits transformés, l'index glycémique est variable selon les produits et les marques.

Un des drames majeurs de l'alimentation contemporaine est l'adjonction tout à fait excessive de sucre dans de multiples produits transformés, et notamment du très délétère sirop de glucose-fructose. Comme il existe une diminution de la consommation directe de sucre ajouté sous forme de morceaux de sucre ou en poudre, qui est passé de 60 % du sucre ajouté aux aliments en 1960 à seulement 21 % actuellement, beaucoup de personnes ont l'impression de consommer peu de sucre. Il n'en est rien mais il n'est effectivement pas toujours aisé de se rendre compte que du sucre est présent non seulement dans des produits transformés comme les biscuits, mais aussi dans un nombre incalculable de préparations salées allant du jambon blanc aux multiples plats prêts à manger, sauces, etc.

Index glycémique des aliments	Valeurs
– Soda – Friandises et confiseries diverses – Biscuits, viennoiseries, pâtisseries – Desserts industriels (mousses, flans, desserts lactés sucrés…) – Barres chocolatées – Miel – Pain de mie, pain blanc – Pétales de céréales du petit déjeuner – Pommes de terre sous forme de frites, purée	< 70
– « Sucre » ou saccharose – Confiture – Pâtes cuites – Riz blanc – Fruits secs du commerce – Bananes, ananas, mangues, raisins – Légumes cuits de type betteraves, carottes – Pain complet ou aux multi-céréales	entre 70 et 40
– Fruits frais (en dehors de ceux précédemment mentionnés) – Légumes crus – Légumes secs (lentille, pois chiche…) – Laitage nature – Champignons	< 40

De tous les aliments transformés, le sucre blanc est sans doute celui qui symbolise le mieux l'absurdité et les effets délétères d'une certaine forme d'industrie agroalimentaire. Prenez des betteraves ou de la canne à sucre, faites-leur subir, dans de grandes et coûteuses usines, toutes sortes de traitements pour arriver enfin à la familière poudre blanche qu'est le sucre. Vous aurez ainsi éliminé de précieux nutriments que contiennent ces deux plantes (minéraux, vitamines) pour ne conserver que ce que nous consommons déjà en excès : les calories du saccharose, la combinaison d'une molécule de glucose et d'une de fructose. Cela n'empêche pas l'industrie sucrière de faire de subtiles campagnes de publicité. Le Cedus (Centre d'études et de documentation du sucre, qui représente le secteur betterave-canne-sucre) a même établi, en octobre 2013, un partenariat avec le ministère de l'Éducation nationale pour contribuer à l'éducation nutritionnelle et à la « prévention du surpoids et de l'obésité ». D'ailleurs l'industrie sucrière communique sur le fait que le glucose « améliore les performances de la mémoire chez l'enfant et l'adolescent » ou que, « pour les seniors, une étude montre que la consommation à jeun de 50 grammes de glucose améliore de 40 % le score global à des tests de mémoire[5] ».

Certes, tous les glucides de notre alimentation , sauf le fructose, finissent dans notre organisme par se transformer en glucose. Alors, pourquoi préférer le glucose provenant de l'amidon à celui du sucre blanc ? Pour de multiples raisons : les glucides de nos aliments sont accompagnés de précieux nutriments (vitamines, minéraux, substances protectrices), leur glucose est absorbé plus lentement que celui du sucre industriel, les féculents ne provoquent pas de caries dentaires, etc. Quant au fructose en excès, sous forme de sirop de glucose-fructose, il favorise l'obésité. De très nombreux travaux scientifiques confirment son impact négatif en quantité excessive sur la santé. Et ce qui était le cas initialement dans les pays occidentaux s'est maintenant diffusé à travers le monde.

Aujourd'hui, selon l'Agence sanitaire française (Anses), de façon extrêmement préoccupante, chez les enfants, les apports en glucides simples sont assurés principalement par les produits industriels sucrés du type biscuits, pâtisseries et gâteaux, chocolat, sucres et dérivés, crèmes dessert (32 %), jus de fruits et sodas (19 %), produits laitiers (17 %), tandis que les fruits ne contribuent qu'à 7 % des apports en glucides simples.

*

Du côté des **lipides**, les besoins sont éminemment variables en fonction de leur nature. Schématiquement, il y a des acides gras dits « saturés », dont l'excès a des effets délétères sur l'organisme (essentiellement le gras des animaux terrestres – viandes, charcuteries –, mais également des huiles végétales comme celles de palme et de coprah), des acides gras mono-insaturés, que l'on trouve en assez forte concentration dans l'huile d'olive, les avocats, les noisettes… et les poly-insaturés comme les oméga-3, présents dans l'huile de noix, de colza, et les poissons gras, qui possèdent les plus intéressants[6]. Il existe d'autres formes d'acides gras, comme ceux appelés trans, avec deux catégories : les naturels et ceux produits par « hydrogénation » industrielle (terme « hydrogéné » ou « partiellement hydrogéné » mentionné sur l'étiquette), réputés augmenter le mauvais cholestérol et diminuer le bon. L'excès de la consommation de ces derniers est incriminé, au-delà de l'augmentation des maladies cardiovasculaires, dans certains cancers comme celui du sein et de la prostate. Il a été défini qu'il était judicieux de ne pas consommer plus de 2 % d'acides gras trans industriels dans une ration énergétique équilibrée. Les besoins totaux en acides gras sont estimés à 1 gramme par kilo de poids corporel par jour. Pour une personne de 60 kilos, 60 grammes sont donc nécessaires, en faisant attention à ne pas consommer en excès les acides gras saturés (inférieurs à 25 % des apports totaux), mais suffisamment d'acide gras mono-insaturés (60 % des apports totaux) et des acides gras poly-insaturés, oméga-3 et oméga-6 (15 % des apports totaux avec un rapport oméga-6/oméga-3 de 1 à 5).

S'il est évidemment impossible de faire une expertise comptable de vos apports, le tableau ci-après est là pour vous guider dans vos choix.

Concentration en lipides ou graisses pour 100 g d'aliments	Origine animale	Origine végétale
Plus de 80 g	– Beurre 🙁 – De nombreuses charcuteries 🙁	– Huiles végétales : olive, noix, colza 🙂 – Huiles végétales : tournesol, sésame, pépin de raisin 😐 – Huile végétale de type palme, coprah 🙁
De 80 à 50 g		– Fruits secs oléagineux (noix...) 🙂 – Margarines et diverses pâtes grasses à tartiner 🙁
De 50 à 20 g	– Fromages secs (gruyère, camembert...), crème fraîche 😐 – Viande (le pourcentage de graisse dépend des morceaux) 😐	– Pâtisseries, chocolats, biscuits divers et nombreux produits industriels transformés 🙁
De 20 à 10 g	– Poissons gras 🙂 – Œuf 🙂	
Moins de 10 g	– Poissons maigres	– Légumineuses (sauf le soja) 🙂 – Céréales – Fruits et légumes : moins de 1 %

Fer, calcium, magnésium, phosphore, iode et vitamines : le rôle des micro-nutriments

Les micro-nutriments sont les vitamines et les éléments minéraux.

Quand les pédiatres parlent nutrition aux parents, ils insistent toujours pour que les enfants ne manquent pas de **fer**. Il est indispensable aux globules rouges qui transportent l'oxygène des poumons jusqu'aux différents tissus et cellules du cœur, du cerveau, des muscles. À une époque où les enfants étaient volontiers anémiés, ils conseillaient volontiers de leur donner régulièrement de la viande. En effet, le fer contenu dans celle-ci, tout comme celui des poissons (fer héminique), est mieux assimilé que celui des végétaux. Néanmoins, il existe des moyens pour augmenter l'absorption de ce dernier, notamment par la consommation de fruits et légumes riches en vitamine C, sans besoin de prendre trop de viande. Si tout manque en fer est préjudiciable et peut provoquer des fatigues, son excès n'est pas souhaitable non plus, le fer pouvant se transformer en composés pro-oxydants délétères. Cela peut arriver essentiellement avec la prise inadaptée de compléments vitaminiques et minéraux.

Les besoins en fer sont estimés à environ 10 milligrammes par jour. Ils augmentent chez la femme enceinte, mais, parallèlement, au cours de la grossesse, les capacités d'absorption intestinales sont augmentées.

Les sources en fer des végétaux	Concentration pour 100 g d'aliments
Épices (curry, cumin, graines de coriandre)	Supérieur à 20 mg
Cacao	12 mg
Lentille, haricot sec, pois sec	6 mg
Fruit oléagineux, fruit sec, épinard	4 mg
Pain complet	2 mg

Le **calcium,** outre son rôle pour solidifier le squelette, est un minéral qui a de multiples fonctions, dont celle de participer à la contraction des muscles et à la transmission de l'influx nerveux. Il est indispensable pour assurer la coagulation du sang et limiter les saignements en cas de coupure. Les produits laitiers sont réputés pour leur richesse en calcium, mais, sur le plan nutritionnel, leur intérêt est avant tout de permettre l'apport de protéines de bonne valeur biologique et de vitamines B. Il existe en effet de nombreuses sources de calcium, dont l'absorption intestinale est variable, en dehors des produits laitiers (légumes, algues, certaines eaux).

Le **magnésium** est un régulateur du métabolisme, dont celui des sucres et des graisses. Il intervient également au niveau des muscles et du système nerveux. Les déficits d'apport peuvent engendrer des crampes et parfois des réactions appelées il n'y a encore pas si longtemps « spasmophilie ». Les sources alimentaires de choix sont les légumineuses et les céréales non transformées.

Le **phosphore** participe à la construction des os et est également un constituant de nombreuses molécules de l'organisme. Il assure l'équilibre de nombreuses réactions de l'organisme, dont celui dit acido-basique, et assure par la formation de l'ATP (adénosine triphosphate) un stockage en énergie. Il est présent dans les produits laitiers, notamment les fromages comme la fourme d'Ambert, le beaufort, les poissons comme les sardines, les graines végétales (légumineuses), la levure alimentaire.

L'**iode** est un élément indispensable pour assurer le bon fonctionnement de la thyroïde. Les besoins sont estimés en moyenne à 150 microgrammes par jour, alors que les apports moyens en France sont estimés de 80 à 100 microgrammes. Tous les produits de la mer (poisson, crevette, coquillages…) fournissent cet iode. Si la consommation de sel doit être parcimonieuse, il est préférable de choisir celui qui est iodé. Les légumes les plus riches en iode sont la mâche, les épinards et le cresson.

D'autres éléments minéraux sont indispensables à notre organisme, en quantités extrêmement faibles, d'où leur nom d'**oligo-éléments** : cuivre, zinc, sélénium, molybdène, fluor. Une alimentation équilibrée faisant une large place aux aliments végétaux non transformés les apporte en quantité suffisante.

Les vitamines, comme les éléments minéraux, sont des substances sans valeur énergétique, mais pourtant indispensables à l'organisme. Elles permettent un grand nombre de réactions au sein des cellules et assurent ainsi de nombreux processus physiologiques. À l'exception de deux d'entre elles (vitamines K et D), le corps humain est incapable de les fabriquer. Le mode de vie actuel en milieu clos favorise le déficit en vitamine D ; nos ancêtres étaient beaucoup plus souvent dehors, au travail des champs, à la chasse... La vitamine D est pour partie synthétisée par l'action des ultraviolets du soleil sur la peau. L'apport en vitamines se fait par une alimentation adaptée, primordiale pour le fonctionnement harmonieux de l'organisme.

En quelques mots, les vitamines du groupe B sont indispensables pour le cerveau, la peau et la formation des globules rouges[7]. Les sources alimentaires des vitamines du groupe B se situent notamment dans les légumineuses et les céréales, sauf pour la vitamine B12, qui se trouve essentiellement dans les produits d'origine animale (les graines germées peuvent en contenir, mais il n'existe aucune étude montrant que cela couvre les besoins). Pour la vitamine C, ou acide ascorbique, les carences provoquent le scorbut, les sources principales en étant les fruits et les légumes. Ces vitamines sont hydrosolubles (solubles dans l'eau).

À l'inverse, les vitamines A (rétinol), D (calciférol), E (tocophérol) et K (phylloquinone) sont liposolubles (elles se fixent dans les parties grasses du corps). Pour la vitamine A, toute carence provoque des troubles oculaires avec une faible vision nocturne, une peau sèche, une sensibilité accrue aux infections. Les sources en sont les corps gras animaux comme le beurre, le jaune d'œuf, la célèbre huile de foie de morue, pourtant à ne pas consommer en excès. Heureusement, il existe une forme appelée bêta-carotène ou provitamine A à privilégier, qui se transforme en partie en vitamine A et qui est présente dans les fruits et les légumes.

Un mauvais statut en vitamine D favorise chez l'enfant le rachitisme, chez l'adulte la décalcification osseuse, et serait également responsable de certaines pathologies cardiovasculaires comme l'insuffisance cardiaque et l'apparition de cancers. Les aliments qui en contiennent sont des poissons gras comme les sardines, le jaune d'œuf, le beurre, le foie des animaux, mais il est illusoire, en cas de baisse de concentration dans le sang, de compenser par un apport alimentaire, seule la supplémentation sous forme médicamenteuse est efficace, sous contrôle médical. Il existe un gradient nord-sud des déficits, l'exposition solaire étant moindre au nord qu'au sud.

Un bon statut en vitamine E limite aussi le risque de maladies cardiovasculaires. À l'inverse, toute carence favorise des infertilités. Cette vitamine se trouve dans les corps gras, mais pas du même type que les précédents : essentiellement les huiles végétales et les oléagineux.

Les besoins quotidiens en micro-nutriments

	Âge/ans	*Poids*	*Énergie (kcal)*
Hommes	20-40	70	2 700
	41-60	70	2 500
Femmes	20-40	60	2 200
	41-60	60	2 000
Seniors	60-75		36/kg de poids corporel

Vitamines

	B1	*B2*	*PP*	*B6*	*B9*	*B12*	*C*	*A*	*D*	*E*
	mg	*mg*	*mg*	*mg*	*µg*	*µg*	*mg*	*µg*	*µg*	*mg*
Hommes adultes	1,3	1,6	14	1,8	330	3,4	110	800	5	12
Femmes adultes	1,1	1,5	11	1,5	300	2,4	110	600	5	12
Femmes enceintes	1,8	1,6	16	2	400	2,6	120	700	10	12
Personnes âgées	1,2	1,6	14	2,2	350	3,0	120	700	10-15	20-50

Minéraux et oligoéléments

	Ca	*P*	*Mg*	*Fe*	*Zu*	*I*	*Se*
	mg	*mg*	*mg*	*mg*	*mg*	*µg*	*µg*
Hommes adultes	900	750	420	9	12	150	60
Femmes adultes	900	750	360	16	10	150	50
Femmes enceintes	1 000	800	400	30	14	200	60
Personnes âgées	1 200	800	400	10	12	150	80

La vitamine K d'origine exogène se trouve essentiellement dans les crucifères, dont les brocolis font partie, également les épinards, l'huile de colza et de soja. La carence en vitamine K entraîne des troubles de la coagulation, mais l'impact des sources alimentaires n'est pas connu avec précision. En cas de traitement par les antivitamines K, des apports irréguliers et excessifs en crucifères sont déconseillés.

Le régime du « chasseur-cueilleur » adapté

Chez nos ancêtres, les apports caloriques devaient être beaucoup plus importants compte tenu des dépenses physiques et de la lutte contre les variations thermiques. On estime que les besoins oscillaient entre 3 000 à 5 000 kilocalories par jour, alors qu'aujourd'hui ils sont d'environ 1 800 pour les femmes et 2 400 pour les hommes. Ce qui ne change pas, en revanche, ce sont les **proportions** entre les différents nutriments – lipides, glucides, protéines – et les micro-nutriments devant assurer les réactions biologiques de l'organisme. Bien que le régime alimentaire du chasseur-cueilleur variait selon les régions du monde, tout comme de nos jours les Esquimaux ne consomment pas les mêmes aliments que les Touareg, il reste une référence sur le plan physiologique pour une alimentation saine et équilibrée.

	Chasseur-cueilleur	Aujourd'hui (besoins estimés[8])
Glucides (% de l'apport énergétique total)	35 à 40 % sans sucre raffiné	55 % dont pas plus de 10 % de sucre raffiné (proportions souvent dépassées)
Lipides	20 à 35 % (pauvres en acides gras saturés)	35 à 40 % (souvent mauvaise répartition des différents types de gras)
Protéines	35 % (apports par les légumineuses sauvages riches en protéines, insectes, larves, un peu de viande, œuf)	15 % (viande, produits laitiers, œuf, poisson, protéines végétales)

CRU OU CUIT ?

Le crudivorisme

Le crudivorisme – manger la plupart, voire la totalité, de nos aliments crus – a de plus en plus d'adeptes. Manger cru présente de nombreux avantages : pas de destruction des vitamines et des enzymes présents dans les aliments, pas de consommation d'énergie pour la cuisson, peu de temps passé à préparer les repas. Historiquement, pourtant, depuis la domestication du feu, et plus encore depuis les débuts de l'agriculture, il y a environ 10 000 ans, les aliments crus ne tenaient pas une place très importante dans l'alimentation quotidienne. On mangeait crus principalement les fruits, beaucoup plus rarement les légumes ou la viande, jamais les céréales, les légumineuses et les tubercules. Les carottes râpées et autres crudités ne font pas partie de nos traditions alimentaires. Leur apparition dans notre alimentation date de la découverte de l'importance des vitamines et de la sensibilité de certaines d'entre elles à la chaleur. Les consommer est d'autant plus bénéfique aujourd'hui que les aliments sont nettement moins riches en vitamines que ceux de nos grands-parents, en raison notamment de la sélection de variétés à haut rendement, volumineuses mais gorgées d'eau, ce qui les rend plus lourdes : on achète de l'eau à un prix élevé !

Manger davantage de légumes crus est donc souhaitable, à la condition qu'ils n'aient pas été épluchés ou râpés plusieurs heures, voire plusieurs jours avant d'être consommés. Les vitamines, en particulier la vitamine C, sont sensibles non seulement à la chaleur, mais aussi à l'oxydation. Du chou râpé conservé à température ambiante perd plus de la moitié de sa vitamine C en 2 heures ; c'est dommage, car le chou est un des légumes les plus riches en cette vitamine. On peut cependant diminuer nettement cette perte en ajoutant du citron ou du vinaigre immédiatement après le râpage. C'est pourquoi les légumes râpés prêts à manger du commerce ont souvent des conservateurs, malheureusement de synthèse, mais aussi de multiples autres additifs (gommes xanthane, sucre…).

Toutefois, la théorie défendue par certains crudivores selon laquelle cuire les aliments détruit toutes les vitamines et les enzymes n'est pas fondée scientifiquement. Une cuisson brève ne détruit que très partiellement la vitamine C et la vitamine B9, les plus sensibles à la chaleur, et nettement moins les autres. La cuisson augmente même fortement la biodisponibilité des vitamines liposolubles, la vitamine E et les caroténoïdes. Par contre, les enzymes sont effectivement inactivées au-delà de 45° à 50° C, mais notre organisme fabrique ses propres enzymes à partir de substrats fournis par l'alimentation.

Si les fruits et de nombreux légumes peuvent être mangés crus, il n'en va pas de même des trois grandes familles d'aliments souvent regroupées sous le nom de féculents : les céréales, les légumineuses et les tubercules (pommes de terre, patates douces et autres). On peut cependant manger crues de petites quantités de céréales et de certaines légumineuses (principalement les lentilles) après germination.

Cuire, mais de quelle manière ?

Les très nombreux modes de cuisson se divisent finalement en deux grandes familles : les cuissons humides et les cuissons sèches.

Les cuissons humides

Elles se font, comme leur nom l'indique, en présence d'eau, c'est-à-dire à une température ne dépassant pas 100° C. Il s'agit des cuissons à l'eau, à la vapeur et à l'étouffée.

La plus utilisée est la cuisson à l'eau. Elle est incontournable pour les légumineuses et la plupart des céréales, mais souvent critiquée en raison des pertes importantes en vitamines et en minéraux qu'elle peut engendrer. Une critique justifiée, si la cuisson est longue et si l'eau de cuisson est jetée. On peut limiter ces pertes en faisant en sorte que toute l'eau soit absorbée une fois la cuisson terminée ou en la récupérant pour faire une soupe. Pour les légumes, mieux vaut privilégier une cuisson très brève (quelques minutes) qui préserve leurs vitamines, leur couleur et leur croquant.

La cuisson à la vapeur est souvent considérée comme la meilleure. Elle conserve relativement bien les vitamines (il faut quand même compter une destruction de 25 % à 30 % de la vitamine C et d'environ 10 % des vitamines du groupe B), mais n'est pas supérieure à la cuisson à l'étouffée ou à l'eau avec conservation de l'eau de cuisson. Elle peut être utilisée pour la plupart des légumes, pour le riz, pour le poisson.

La cuisson à l'étouffée consiste à cuire les aliments (principalement les légumes) dans un récipient fermé avec pas ou très peu d'eau, selon qu'il s'agit d'un légume très ou moyennement aqueux. Le légume cuit donc essentiellement dans l'eau qu'il contient naturellement, la plupart en contenant plus de 90 %. Cette méthode détruit plutôt moins la vitamine C que la cuisson à la vapeur et conserve la totalité des arômes et des minéraux du légume. Elle convient à la plupart des légumes, mais elle doit se faire à feu très doux, dans une casserole à fond épais, répartissant bien la chaleur pour éviter que les aliments n'accrochent. Le récipient doit être muni d'un couvercle pour éviter les pertes par évaporation.

La cuisson à la marmite à pression (cocotte-minute) est une exception : c'est la seule cuisson humide où la température dépasse 100° C, atteignant 110° à 115° C en raison de la pression. Et pourtant, si curieux que cela puisse paraître, ce mode de cuisson n'est pas plus destructeur des vitamines que la cuisson à l'eau, à la vapeur ou à l'étouffée.

Les cuissons sèches

Comme leur nom l'indique, elles se font en l'absence d'eau ajoutée, à des températures supérieures à 100° C et souvent voisines de 200° C, voire 250° C. Elles exigent davantage de précautions que les cuissons humides, car, si elles sont mal maîtrisées, elles peuvent donner lieu à l'apparition de substances indésirables. Elles n'en demeurent pas moins incontournables pour certains aliments, comme le pain.

Cuisson sur une surface chaude (poêle, plancha, crêpière) : l'ustensile de cuisson est chauffé à haute température (environ 200° C), la chaleur étant transmise directement par contact à l'aliment posé dessus. C'est une cuisson plus destructrice des vitamines que les cuissons humides, en raison de la température élevée. Il importe de veiller à ce que la partie de l'aliment en contact avec la surface ne brunisse pas trop. Dans le cas contraire, il se forme des substances potentiellement cancérogènes : acrylamide avec des aliments contenant des glucides comme l'amidon (céréales, pommes de terre et autres tubercules) et HAP (hydrocarbures aromatiques polycycliques) avec des produits riches en graisse et en protéines.

Cuisson en grande friture (frites et autres)

La destruction des vitamines est assez importante et les aliments frits sont toujours assez gras. Dans le cas des frites, il faut veiller à ce que ces dernières ne brunissent pas, car ce serait le signe indirect d'une teneur élevée en acrylamide. On veillera également à choisir des matières grasses supportant des températures d'environ 200° C, nécessaires pour que les aliments n'en absorbent pas trop (voir plus loin). Les nouvelles friteuses commercialisées, si elles réduisent l'usage de l'huile, ne résolvent pas le problème de l'apparition de substances indésirables.

Cuisson au four et au gril

Incontournable pour le pain et de nombreux autres aliments, ce mode de cuisson détruit davantage les vitamines que les cuissons humides. Il faut veiller, comme pour les cuissons précédentes, à ce que les aliments ne prennent pas une coloration excessive pour éviter, là aussi, la formation de trop grandes quantités d'acrylamide. On évitera de cuire à trop haute température, et en particulier à ne pas dépasser 200° C.

Le barbecue en question

Ce mode de cuisson est le plus à risques. Avec les barbecues de la deuxième moitié du XXe siècle, la viande ou le poisson à griller se trouvent au-dessus de la source de chaleur. Des gouttes de graisse tombent sur les braises, le charbon de bois incandescent, et des substances cancérogènes (benzopyrène, autres hydrocarbures) se forment, se transformant en fumées toxiques imprégnant en retour l'aliment. La source de chaleur a également un impact important : la formation de substances toxiques est beaucoup plus importante avec des braises d'un feu de bois qu'avec du charbon de bois, sauf s'il a été traité à la créosote (traitement du bois par une sorte de goudron toxique pour lutter contre le pourrissement). Sans compter les produits chimiques à la vente pour faire démarrer le feu du barbecue. La bonne solution, si l'on tient au barbecue, est d'en prendre un vertical : l'aliment à cuire se trouve devant, et non plus au-dessus, de la source de chaleur, si bien que les gouttes de graisse tombent sans l'atteindre.

Comme nous venons de le voir, les meilleurs produits peuvent, entre le moment où ils pénètrent dans votre cuisine et celui où ils arrivent dans votre assiette, perdre une bonne partie de leur valeur nutritive, se charger de substances toxiques ou, au contraire, s'améliorer, selon les choix que vous ferez en matière de préparation et de cuisson, mais aussi selon les ustensiles que vous utiliserez.

Choisir les bons ustensiles de cuisine

Règle d'or : optez sans hésiter pour l'inox. Pour certains usages, on peut utiliser la terre non vernissée (diable), le pyrex® en verre (attention, il existe aussi des récipients en plastique de cette marque), la fonte, la porcelaine à feu aux normes françaises (NF, car certaines porcelaines contiennent du plomb) ou encore la plancha (plaques en inox), la pierrade, s'il ne s'agit pas d'un aggloméré de pierres collées avec des résines chimiques parfois douteuses.

Les poêles et casseroles aux différents revêtements anti-adhésifs conventionnels sont à éviter pour un usage quotidien, et à jeter si elles sont rayées. Les nouvelles poêles anti-adhésives revêtues de céramique sont-elles préférables ? C'est ce qu'affirment ceux qui les fabriquent, mais ce n'est pas réellement prouvé, d'autant qu'il existe des céramiques, venant notamment de certains pays d'Asie, qui sont suspectes. Les revêtements peuvent contenir en effet des résines dont les compositions sont difficiles, voire impossibles à obtenir des fabricants. La présence de nanoparticules est également suspectée dans certains cas, sans que l'étiquette mentionne leur présence. Bref, rien ne vaut une bonne poêle en inox ou même en fer.

Utiliser les bonnes matières grasses

Dans le choix des matières grasses, on tiendra compte de trois critères : l'utilisation prévue, la teneur en différents acides gras, l'intérêt gastronomique. La règle générale est de ne jamais dépasser la température « critique », c'est-à-dire celle au-delà de laquelle des produits de dégradations toxiques apparaissent sous forme visible de fumées toxiques noirâtres.

Utilisation prévue	Meilleurs choix	Commentaires
Consommation crue en assaisonnement (salades, crudités) ou ajoutée dans le plat au moment de servir ou dans l'assiette	Huile d'olive extra vierge Huile de colza pressée à froid Huile de noix	Riche en acide oléique (mono-insaturée) Riche en oméga-3 Riche en oméga-3

Utilisation prévue	Meilleurs choix	Commentaires
	Beurre	Avec modération, car riche en acides gras saturés et la température critique est faible : 120° C
Cuisson (sauf grande friture) à la poêle, à l'étouffée, au four, etc.	Huile d'olive extra vierge Huile de sésame	Ne pas dépasser 200° C Résiste à 220° C
Cuisson en grande friture	Huile de sésame Huile d'arachide	Utilisation très occasionnelle

D'autres matières grasses peuvent être utilisées pour divers usages. L'huile de lin est la plus riche en oméga-3 (teneur proche de celle de l'huile de colza ou de noix), mais elle ne peut être utilisée que crue et sa saveur n'est pas très agréable. On consommera plutôt des graines de lin, par exemple dans le pain. L'huile de perilla est très riche en oméga-3, mais son prix est élevé et elle s'oxyde très facilement. Attention aux mélanges d'huiles commercialisés tels quels, ils peuvent ne pas être aussi équilibrés que ce qui est prétendu par le marketing.

VOUS AVEZ DIT FERMENTÉ ?

Qu'est-ce qu'un aliment fermenté ?

Tourgueniev, dans *Mémoires d'un chasseur*, raconte que, lorsque le chasseur s'arrêtait chez un paysan à l'improviste, ce dernier lui servait invariablement du pain, du fromage, des malossols (concombres fermentés) et du kvas (sorte de bière). Si vous voyagez en Corée, on vous servira sans doute du kimchi, une sorte de choucroute que les Coréens mangent traditionnellement à tous les repas. Au Japon, on vous proposera au petit déjeuner de la soupe miso. En Indonésie, vous découvrirez le tempeh, un aliment quotidien. Au Burkina-Faso, on vous proposera pour vous désaltérer une calebasse de dolo, la bière de mil locale, qui est en réalité autant un aliment qu'une boisson. Si vous êtes tout simplement en France et n'avez pas le temps de vous arrêter longtemps pour déjeuner, pourquoi ne pas opter pour un sandwich au pain au levain avec un peu de jambon de Bayonne accompagné d'un petit verre de bière artisanale ? Bref, il n'y a pas un peuple qui ne fasse fermenter un ou plusieurs de ses aliments.

Qu'y a-t-il de commun entre tous ces aliments ? Deux choses : ils sont fermentés et ils sont prêts à manger sans aucune préparation. Ils sont historiquement présents sur la planète depuis des temps immémoriaux, avec des ingrédients et des noms propres à chaque pays, en fonction des traditions et des disponibilités. Aux quelques exemples ci-dessus, on peut ajouter des aliments familiers comme les yaourts, et d'autres dont on n'imagine pas qu'ils le sont, comme le cacao ou la plupart des thés (thé noir).

Pourquoi faire fermenter certains aliments et ne pas les manger nature, crus ou cuits ? La fermentation est d'abord un moyen remarquablement efficace – et le plus naturel qui soit – de conserver les aliments. Si l'on dispose de nos jours d'une large panoplie de techniques de conservation – stérilisation, pasteurisation, surgélation, irradiation et autres –, ce n'était pas le cas avant l'ère industrielle. Deux techniques principales étaient alors connues et utilisées : le séchage et la fermentation. Si la fermentation continue, comme par le passé, à être utilisée pour de nombreux aliments (pain, pâtisserie, lait), elle a presque complètement disparu comme technique de conservation des légumes. La choucroute est le seul légume lacto-fermenté qui ait résisté à l'industrialisation des techniques de conservation. D'autres légumes, comme les cornichons ou les petits oignons, jadis lacto-fermentés, sont maintenant conservés dans le vinaigre. D'autres encore, comme les carottes, sont stérilisés. Dommage, car, dans la plupart des cas – contrairement aux techniques de conservation modernes –, la fermentation améliore la qualité et la saveur des légumes. En effet, la fermentation est bien plus qu'un moyen de conservation et, dans bien des cas, est utilisée dans un autre but, celui d'améliorer la valeur nutritive et la qualité gustative des aliments. Ainsi, le lait est aujourd'hui conservé par pasteurisation ou stérilisation, mais les produits dérivés – laits fermentés et fromages – continuent à utiliser la fermentation, une technique irremplaçable pour créer une variété incroyable de fromages.

Dans son analyse du cru et du cuit, Claude Lévi-Strauss explique que, « pour aucune cuisine, rien n'est simplement cuit, mais doit être cuit de telle ou telle façon. Pas davantage il n'existe de cru à l'état pur, certains aliments seulement peuvent être ainsi consommés, et à la condition d'avoir été triés, lavés, épluchés ou coupés, sinon même assaisonnés. La pourriture aussi n'est admise que selon certaines voies, spontanées ou dirigées[9] ». S'il analyse judicieusement qu'il existe quelques voies intermédiaires comme le fumage, assimilé à une forme de cuisson, manifestement, Lévi-Strauss n'a pas appréhendé les ressorts de l'alimentation fermentée. À sa décharge, il n'avait pas une formation de biologiste. La différence entre le fermenté et le pourri est liée à la différence des bactéries qui interviennent. Un aliment fermenté est un aliment qui a été « envahi » par des micro-organismes – bactéries, levures ou moisissures. Mais alors, quelle différence avec un aliment moisi ou pourri, donc bon à jeter ? Et comment savoir si les « envahisseurs » sont des bons ou des mauvais ? Partons à leur découverte.

Les micro-organismes (anciennement dénommés microbes) ont tous en commun d'être bien trop petits pour être visibles à l'œil nu. On ne peut les voir qu'armé d'un microscope ; beaucoup d'entre eux – les bactéries et les levures – sont constitués d'une seule cellule. La taille moyenne d'une bactérie est de 1 micromètre : il faudrait en mettre 1 000 bout à bout pour arriver à une longueur de 1 millimètre. C'est à Pasteur que nous devons la découverte des bactéries et du danger que représentent certaines d'entre elles, par exemple celles responsables de la tuberculose ou de la rage. Aujourd'hui, en matière d'alimentation, on parle régulièrement de celles qui, même si elles ne menacent pas notre vie, sont la cause de bien des désagréments, voire de maladies sérieuses, lorsqu'elles se développent dans nos aliments : salmonelles, listeria, *Escherichia coli* (certaines souches) entre autres. Mais les « bonnes » bactéries sont infiniment plus nombreuses. C'est à deux chercheurs, le Bulgare Stamen Grigorov et le Russe, travaillant en France, Elie Metchnikoff, prix Nobel de médecine en 1908, que l'on doit la première découverte, en 1905, des bactéries utiles, à savoir les bactéries lactiques qui transforment le lait en yaourt, et plus précisément le lactose (le sucre du lait) en acide lactique. Une découverte suivie de celles de milliers d'autres espèces de « bonnes » bactéries responsables des fermentations. Plus tard, la découverte de la flore intestinale et de son rôle bénéfique acheva de convaincre les scientifiques que les bactéries sont non seulement utiles, mais absolument indispensables à notre santé et à l'ensemble des processus biologiques sur la planète. Un sol sans bactéries – pour ne prendre que cet exemple – serait incapable de nourrir les plantes et rendrait impossible la fixation de l'azote de l'air par les légumineuses. Les bactéries ne sont pas nos seules alliées dans les processus de fermentation. Il faut y ajouter les levures et, dans certaines fermentations, des moisissures.

Les deux types de fermentations de loin les plus utilisées sont la lactique et l'alcoolique. La première est réalisée par des bactéries et la seconde par des levures. L'une et l'autre utilisent comme nourriture les glucides (sucres ou amidon) de l'aliment. Les bactéries dites « lactiques » les transforment en acide lactique et les levures en alcool et gaz carbonique. En alimentation, c'est la fermentation lactique qui intervient le plus souvent. La fermentation alcoolique intervient essentiellement dans la production des boissons alcoolisées : vin, bière, cidre, mais elle participe aussi à certaines fermentations alimentaires. Elle joue un rôle essentiel en panification. Ajoutons à ces deux types la fermentation acétique, qui nous est familière puisque c'est elle qui transforme le vin, le cidre ou d'autres matières premières en vinaigre. Elle est produite par des bactéries, mais, contrairement aux lactiques, elles sont aérobies, c'est-à-dire se développent en présence d'air. Enfin, la fermentation malo-lactique intervient en vinification et la propionique en fromagerie.

Pourquoi manger fermenté ?

Si l'on observe la diversité des traditions alimentaires, on constate que les aliments fermentés sont souvent consommés tous les jours, mais, pour les aliments crus, en petite quantité, parfois plus comme des condiments que comme véritables aliments. C'est le cas par exemple du nuoc mam, des sauces de soja, du miso, des cornichons ou des petits oignons lacto-fermentés dans les pays asiatiques. Le garum, une sauce lacto-fermentée à base de poisson, était consommée sous l'Empire romain. Manger fermenté est donc une attitude à encourager. Par ailleurs, des études *in vitro* et sur des animaux ont montré un effet inhibiteur de plusieurs aliments fermentés sur le développement des cellules cancéreuses, ainsi qu'une action de dégradation partielle des mycotoxines, des nitrates et des pesticides. Ces études sont cependant trop limitées pour qu'on puisse encore en tirer des conclusions définitives.

Le pain – l'aliment fermenté le plus consommé au monde – est évidemment incontournable. On le choisira de préférence au levain, complet et bio. Les pains aux graines de lin sont particulièrement intéressants pour leur apport en oméga-3. On peut ajouter au pain d'autres préparations à base de céréales et de légumineuses fermentées, comme les dosas, les galettes de sarrasin ou de pois chiches fermentés (voir recette p. 250). Les laits fermentés peuvent être eux aussi consommés quotidiennement : yaourts, laits fermentés au bifidus et au *L. acidophilus*, kéfir. Ils sont nos premières sources de bactéries lactiques vivantes.

Tous les fromages, sauf la majorité des fromages blancs, sont fermentés, avec des compositions en micro-organismes très variables selon le mode de fabrication. Les fromages à pâte molle, comme le camembert, sont riches en bactéries lactiques vivantes.

À ces aliments de base, il est souhaitable d'ajouter de la choucroute crue et éventuellement d'autres légumes lacto-fermentés non pasteurisés, des jus de ces légumes, occasionnellement des sauces de soja traditionnelles, du miso, éventuellement du tempeh.

Famille d'aliments	Impact sur la qualité et la santé
Céréales fermentées	– Augmentation, dans certains cas, de la teneur en vitamines du groupe B et en polyphénols – Dégradation de la majeure partie de l'acide phytique (limite l'absorption des micro-nutriments) des céréales complètes – Amélioration de la digestibilité – Saveur plus agréable

Famille d'aliments	Impact sur la qualité et la santé
Laits fermentés (yaourts et autres)	– Présence de bactéries lactiques vivantes – Impact positif sur la flore intestinale, particulièrement lorsqu'elle a été perturbée par un traitement antibiotique – Augmentation de la teneur en de nombreuses vitamines – Dégradation du lactose lors de la digestion – Meilleure digestibilité que le lait non fermenté – Améliore divers troubles digestifs
Légumes lacto-fermentés (choucroute et autres)	– Présence de bactéries lactiques vivantes – Impact positif sur l'équilibre de la flore intestinale – Augmentation de la teneur en de nombreuses vitamines – Maintien d'une bonne teneur en vitamine C en cours de conservation – Améliore divers troubles digestifs
Fromages	– Présence de bactéries lactiques vivantes dans certains fromages – Dégradation partielle ou totale, selon le type de fromage, du lactose – Création d'innombrables nouvelles saveurs

Famille d'aliments	Impact sur la qualité et la santé
Aliments fermenté à partir de soja (tempeh, miso, sauces de soja, natto)	– Augmentation de la teneur en vitamines du groupe B (tempeh) – Dégradation de l'acide phytique – Meilleure assimilation des protéines – Création de nouvelles saveurs

Exemples d'aliments fermentés

Boza, kvas, dolo et autres « pains liquides ». Les céréales fermentées sous forme liquide étaient déjà connues des Babyloniens et sont encore consommées dans divers pays du monde. Historiquement, elles ont largement précédé le pain, à une époque où la cuisson au four était inconnue. Il s'agit de boissons-aliments fermentées à partir de diverses céréales : millet, blé, orge, maïs ou autres. Les plus connues, encore produites de nos jours, sont le kvas russe, la boza bulgare ou turque, ou encore les bières de mil africaines. Ces « bières » sont parfois plus proches de bouillies que des bières que nous connaissons. La fermentation est partiellement lactique et alcoolique, ce qui donne des boissons à la saveur légèrement acide et très peu alcoolisées (de l'ordre de 1° pour les versions traditionnelles) et riches en nutriments, d'où l'appellation « pain liquide » qui leur est parfois donnée. Les bières africaines sont faites à partir de mil ou de sorgho germé ; d'autres, comme le kvas russe, sont préparées à partir de pain. Aujourd'hui dans ce pays, le kvas et la boza ont été, malheureusement, largement remplacés par divers sodas. Le kvas que l'on trouve aujourd'hui en Russie (et même en France sur Internet) est fait avec l'adjonction de sucre, ce qui n'est en rien conforme à la recette traditionnelle et lui enlève beaucoup de son intérêt. Par contre, les bières de mil africaines continuent, au moins en milieu rural, à utiliser la recette traditionnelle et conservent tous leurs atouts nutritionnels. Outre l'apport de nutriments de base, en particulier de protéines, ces bières fournissent des vitamines synthétisées lors de la germination puis de la fermentation. Apports précieux dans le Sahel, où les sources de ces vitamines sont peu nombreuses. Et si vous cherchez une boisson désaltérante sur un marché de brousse, achetez – pour un prix dérisoire – une calebasse de dolo à une dolotière (femme spécialisée dans la fabrication du dolo), boisson agréable, désaltérante et sans risque !

Yaourt, autres laits fermentés et fromages. Les laits fermentés (yaourts, laits fermentés avec diverses bactéries, kéfir et autres) ont tous en commun d'être riches en bactéries lactiques. Ils sont mangés partout dans les pays consommateurs de produits laitiers. On les prépare avec du lait de vache, de chèvre et de brebis, mais aussi de jument et de bufflonne. Ils sont tous riches en ferments lactiques de divers types. Ils présentent tous l'avantage – outre celui d'augmenter fortement la durée de la conservation du lait – de dégrader plus ou moins complètement le lactose. Ils ont un effet bénéfique, mais très variable selon les bactéries lactiques qui interviennent, sur la flore intestinale. Alors que, dans la plupart des laits fermentés, seules des bactéries interviennent, dans quelques-uns, des levures participent à la fermentation (c'est le cas du kéfir).

Certains fromages, parmi ceux qui nous sont le plus familiers, font intervenir, non seulement des bactéries lactiques, mais aussi des moisissures. C'est le cas du camembert, dont la couleur blanche en surface est due à des moisissures, et plus encore des fromages moisis – volontairement – non seulement en surface, mais aussi en profondeur. Pour le roquefort, on utilise du lait de brebis. Il est chauffé à 30° C, puis emprésuré. Le caillé est découpé en morceaux, brassé, égoutté et mis en moule. Dans cette phase, les bactéries lactiques se développent rapidement. Le fromage est alors ensemencé avec une moisissure, *Penicillium roqueforti*, apportée par l'intermédiaire de pain préalablement moisi. Une fois en cave d'affinage, le fromage est perforé à l'aide d'une piqueuse. Le *Penicillium*, aérobie, se développe le long des fentes provoquées par la piqueuse, ce qui donne l'aspect spécifique des fromages bleus. L'acide lactique produit par les bactéries lactiques est peu à peu éliminé et la caséine (la principale protéine du lait) et les matières grasses sont partiellement décomposées. Les cétones provenant de la décomposition des matières grasses donnent aux fromages bleus leur saveur si spécifique.

Soupes acides, choucroute et autres légumes lacto-fermentés. La lacto-fermentation des plantes sauvages, puis des légumes cultivés, a tenu une place considérable dans l'alimentation de nombreux peuples. La très longue tradition des soupes acides en est le meilleur exemple. Dans de nombreux pays – Russie, Europe de l'Est, et jusqu'en Laponie –, on a toujours fait fermenter des plantes. Il ne nous reste plus guère, en Europe, de cette tradition, que deux aliments : la choucroute et, en Russie, le bortsch. Le véritable bortsch est fait à partir de betteraves rouges lacto-fermentées qui lui confèrent sa saveur acide caractéristique. Dans la majorité des recettes modernes, on remplace la fermentation par un peu de citron ou de vinaigre, ce qui enlève à cette soupe une bonne partie de son intérêt nutritionnel.

La choucroute est le seul légume lacto-fermenté encore produit à une certaine échelle en Europe, avec, de manière marginale, notamment en Franche-Comté et en Suisse, sous forme de naveline, une « choucroute » de navets. La fabrication de la choucroute est d'une simplicité étonnante et chacun peut la réaliser chez soi, avec un minimum de matériel et un peu de temps. Il suffit de couper le chou en fines lanières avec une râpe spéciale, d'ajouter 3 % de sel et des baies de genièvre, de mettre le tout dans une jarre (autrefois on utilisait des tonneaux), de tasser fortement au fur et à mesure qu'on remplit cette dernière. Une fois la jarre presque pleine, on dispose sur les choux un tissu en coton et une pierre non calcaire de manière à ce que les choux baignent totalement dans leur jus que le sel a contribué à extraire. On ferme soigneusement la jarre et on l'entrepose une quinzaine de jours à la température ambiante. Rapidement, les bactéries lactiques présentes naturellement se multiplient et produisent de l'acide lactique qui abaisse le pH aux environs de 4. On transfère la choucroute dans un local frais où elle se conserve parfaitement plusieurs mois. On trouve maintenant dans le commerce, notamment sur Internet, des jarres spécialement conçues pour la fabrication familiale de la choucroute. Munies d'un joint d'eau, elles rendent inutile la pose d'un tissu sur les choux.

Pain et aliments fermentés à base de céréales. Le pain est de loin l'aliment fermenté le plus consommé en Europe. Il en existe une variété extraordinaire, avec deux modes de fermentation très différents : celle au levain et celle à la levure. Le pain à la levure est aujourd'hui le plus consommé, mais celui au levain fait un retour remarqué. Pour faire du pain à la levure, rien de plus simple : on ajoute à la pâte de la levure de boulanger, vendue généralement dans les boulangeries sous forme de petits cubes, qui sont des concentrés de la levure *Saccharomyces cerevisiae*, celle utilisée pour faire de la bière, et éventuellement un peu de levain prélevé sur la pâte d'une fournée précédente. Pour le véritable pain au levain, on part d'un levain dit « sauvage », obtenu en laissant fermenter spontanément une pâte faite de farine, d'eau et de sel, auxquels certains ajoutent un peu de miel. On laisse la flore microbienne naturellement présente se multiplier et, comme pour la choucroute, les bactéries lactiques prennent rapidement le dessus. Au bout de 2 à 3 jours, on dispose d'un levain prêt à être utilisé. D'une fournée à l'autre, on prélève une petite quantité de la pâte de la fournée précédente, ce qui permet à la nouvelle pâte d'être ensemencée en micro-organismes – principalement des bactéries lactiques associées à des levures sauvages. Dans ce type de panification, on n'utilise jamais de levure de bière. De nombreux boulangers proposent aujourd'hui du pain au levain. Mais que mettent-ils derrière cette appellation ? La grande majorié des pains dits « au levain » utilisent effectivement un levain prélevé dans la pâte d'une fournée précédente, mais ils peuvent ajouter 0,2 % de levure sans perdre le droit à l'appellation « pain au levain ». Par ailleurs, il n'est pas précisé si le levain initial est un levain spontané ou s'il a été fait avec adjonction de levure.

Critère	Pain au levain	Pain à la levure
Principe de la panification	On ajoute à la pâte à pain du levain, c'est-à-dire un morceau de pâte fermentée pouvant être le levain originel ou de la pâte provenant d'une fournée précédente, cette dernière ayant levé sans adjonction de levure mais grâce à un levain spontané	On ajoute à la pâte de la levure de bière et éventuellement un levain provenant d'une fournée précédente
Type de fermentation	À dominante lactique mais également accompagnée d'une fermentation alcoolique	Uniquement ou, dans la panification levain-levure, principalement alcoolique
Levée de la pâte	Lente	Rapide
Impact sur la valeur nutritionnelle du pain	Dans les pains complets, dégradation de la plus grande partie de l'acide phytique, d'où la meilleure assimilation des éléments minéraux	Pas ou peu de dégradation de l'acide phytique
Acidité	Saveur légèrement acide. pH compris entre 4,1 pour les pains au levain à fermentation spontanée, à 4,9 pour les pains utilisant un levain avec adjonction de levure	Saveur neutre, avec un pH de 5 (pain avec levain et levure) à 6,2 (pains avec uniquement levure)

Critère	Pain au levain	Pain à la levure
Aspect général	Mie plus dense et alvéoles plus petites que dans le pain à la levure	Mie molle et très élastique. Grandes alvéoles
Conservation	Rassit lentement et se conserve 1 à 2 semaines	Rassit très vite et devient rapidement immangeable, d'où un risque de gaspillage important
Test de la soupe[10]	Des tranches mises dans une soupe restent intactes, conservent leur saveur et restent appétissantes	Des tranches mises dans l'eau gonflent fortement et ont tendance à se désagréger
Intolérance au gluten	Souvent mieux toléré, malgré la présence de gluten, que le pain à la levure	Toujours mal toléré par les personnes intolérantes au gluten

La fermentation des céréales est très loin d'être limitée au pain, comme nous l'avons vu avec les bouillies de céréales. Les bouillies fermentées ont été également très consommées en Europe jusqu'à une époque relativement récente. En Écosse, les flocons d'avoine du porridge étaient toujours additionnés d'eau la veille de la consommation et avaient donc le temps de commencer à fermenter. De même avec la bouillie d'avoine bretonne, jadis très consommée dans cette région, et encore connue des anciens sous son nom breton « yod kerc'h ».

La pâte des galettes de sarrasin était elle aussi préparée la veille et fermentait.

Miso et tempeh, deux étonnants produits fermentés à partir de soja. Le soja – la légumineuse de base dans la plupart des pays asiatiques – n'est jamais mangé simplement cuit, à la différence de nos légumes secs. Il est toujours consommé sous une des nombreuses formes transformées que l'on découvre dans ces pays : tolu, sauces de soja, miso, tempeh, natto et autres. Les sauces de soja traditionnelles (soyu et tamari) sont fermentées plusieurs mois, et dans certains cas jusqu'à 2 ans. Elles sont riches en bactéries lactiques. Les sauces de soja bon marché que l'on trouve dans les grandes surfaces n'en sont que des succédanés produits en quelques jours par des procédés chimiques. On peut les oublier.

Le saucisson sec. Contrairement à ce qu'on imagine, c'est un aliment fermenté : c'est en effet la fermentation, combinée à la dessiccation, qui assure la longue conservation de la viande et de la graisse qui le constituent. Les ingrédients sont enfilés et pressés dans des boyaux. Le saucisson est alors étuvé pendant plusieurs jours à une température de 20-25° C. Pendant cette phase, une importante flore lactique se développe et abaisse le pH, ce qui empêche le développement des micro-organismes indésirables. Vient ensuite une phase de dessiccation – maturation pendant 2 à 3 mois à 10-15° C. Pendant cette phase, les bactéries lactiques continuent à se multiplier (on en dénombre environ 100 millions par gramme après une semaine de maturation). L'adjonction d'épices stimule fortement la multiplication de la flore lactique. D'autres micro-organismes, microcoques et levures, se développent également, qui contribuent à la saveur caractéristique du saucisson sec (consommation à bien sûr limiter compte tenu de l'apport en acides gras saturés, en sel et potentiellement en divers polluants lipophiles). La conservation du jambon cru est assurée par un processus analogue.

Le pollen se conserve dans la ruche par fermentation. C'est le seul produit fermenté qui ne soit pas fabriqué par l'homme, mais par les abeilles.

Les boissons fermentées. Vin, bière, cidre sont des boissons fermentées. Elles sont le fruit d'une fermentation alcoolique et ne contiennent donc pas les précieuses bactéries lactiques. Consommées à haute dose, elles ont des effets négatifs sur la santé bien connus, en raison de l'alcool qu'elles contiennent. À petite dose (1 à 2 verres par jour), le vin rouge est supposé protéger des maladies cardiovasculaires grâce probablement à la présence de resvérastrol, un polyphénol. La fermentation du vin peut être spontanée, les levures naturellement présentes dans le moût assurant la fermentation, ou dirigée par l'adjonction de levures sélectionnées.

En brasserie, l'apport de levure de bière assure la fermentation du malt (orge germée), ingrédient principal de la bière. Avec toutefois une exception intéressante : des bières brassées en Belgique par fermentation spontanée, en quelque sorte l'équivalent du pain au levain ou des bières traditionnelles, beaucoup plus alcoolisées et plus pauvres en nutriments que ces dernières, en raison d'une filtration très poussée. Ces bières – les lambics – se distinguent de toutes les autres bières modernes par le développement d'une flore lactique à côté de celui des levures. Cela donne une boisson à la saveur légèrement acide, relativement peu alcoolisée (4 à 4,5°) et riche en bactéries lactiques.

Le café et le cacao doivent une partie de leur arôme à la fermentation : à la récolte, les fèves de cacao sont mises en tas sur un lit de feuilles de bananier et recouvertes d'autres feuilles du même arbre. Les fèves fermentent pendant environ 6 jours, durant lesquels l'enveloppe mucilagineuse se sépare des fèves. Ce processus joue un rôle important dans le développement des arômes du cacao (ensuite, dans les chocolats industriels sont ajoutés quantités de sucres et de gras, ce qui inverse l'intérêt nutritionnel). Les fruits du caféier sont mis à fermenter dans des conditions semblables.

Les thés noirs sont tous fermentés, ce qui leur confère leur arôme. Toutefois, cela ne semble pas présenter d'avantage nutritionnel, puisque le thé vert (non fermenté) est plus riche en anti-oxydants que le thé noir, bien que des études récentes nuancent ce qui semblait acquis.

2

Se nourrir au quotidien

Vous consommez déjà, sans le savoir forcément, des légumes (poivrons, tomates, salades…) et fruits (fraises et différentes baies) cultivés… sans terre et sans agriculteur ! Un liquide nutritif suffit, avec un local et de la lumière artificielle. Si les cultures hors-sol peuvent parfois rendre des services, la généralisation de ce type de procédés est préoccupante. On pourrait les dénommer des « pseudo- »légumes et fruits, car, s'ils en ont l'aspect, ils ne renferment pas tout ce que la terre peut apporter, ils sont gorgés d'eau, et le cycle de vie naturel est perturbé. Ce n'est certainement pas la bonne solution pour réduire la faim dans le monde, mais plutôt la perversion d'une industrialisation à outrance. Se profile à l'horizon une nouvelle façon de se nourrir, présentée comme plus écologique et meilleure pour la santé, en réalité sous la dépendance exclusive de l'agrobusiness. La résistance doit s'organiser, à commencer au niveau de l'assiette de chacun.

COMMENT BIEN CHOISIR VOS ALIMENTS

Rien ne nous est épargné pour tenter de nous piéger lorsqu'on achète un produit industriel. Les lectures des emballages et étiquettes ne donnent que des informations partielles, partiales, voire trompeuses. Déjouer ces nombreux pièges est néanmoins possible sans être un hyper-spécialiste. Nous allons ici vous donner les astuces à retenir pour bien choisir.

Les règles essentielles

1) **En règle générale, évitez au maximum tous les produits transformés industriellement (saucisses, plats et compositions divers...)**, car c'est là que vous trouverez les « entourloupes » les plus flagrantes. Ayez toujours en tête qu'un produit alimentaire brut, au sens de non transformé, n'est jamais mauvais en soi, mais que ce sont les multiples manipulations en amont (pesticides) et en aval (additifs ajoutés, emballage avec migration de certains de leurs composés dans les aliments) qui posent problème. Il faut savoir bien choisir... La règle de base est donc de ne prendre que des **produits entiers**, par exemple blanc de poulet, et non des préparations à base de volailles de type fricassées, nuggets et autres ; poissons entiers ou sous forme de filets, mais pas des panés de poissons, qui cachent des ingrédients aux origines douteuses pour certains ; pas de biscuits industriels dans lesquels des

produits suspects peuvent être introduits sans que l'étiquetage vous en informe nécessairement clairement (gras de médiocre qualité, huile de palme en excès, sucre…).

2) Si vous achetez pour vous dépanner des produits industriels, soyez particulièrement vigilant. **Analysez toujours de façon précise la liste exacte des ingrédients sur l'étiquette.** Par exemple, dans les produits présentés comme « produits de la mer », voyons le cas des surimis : ils contiennent généralement moins de 38 % de chair de poisson et, en plus, pas nécessairement de bonne qualité. Nous avons aussi trouvé des soupes dites de légumes en contenant moins de 5 %, mais avec beaucoup d'amidon (modifié), d'épaississants et divers additifs chimiques. Ne vous laissez pas berner : si l'étiquette est incompréhensible, ayez le réflexe de laisser le produit. Le pouvoir du consommateur est essentiellement là.

3) **Vérifiez toujours l'origine des produits**. Attention aux mentions du type « conditionné en France », qui signifie que le produit n'est pas d'origine française mais d'importation, et simplement emballé en France, après avoir subi d'éventuels traitements de transformation plus ou moins intenses. « Hors EU » ou « Hors Union européenne » : là aussi, il s'agit de produits aux origines non identifiées, souvent d'Asie, de qualité possiblement douteuse. Peuvent également être associés des mentions du type « Union européenne et hors Union européenne » : cela signifie qu'il peut y avoir 1 % du produit d'origine européenne et plus de 99 % provenant de pays à bas coût

de production, avec souvent des produits de médiocre qualité. Des labels (voir *infra*) peuvent vous guider.

4) **Évitez les premiers prix**. Généralement, ce n'est pas une vraie « affaire » que de payer peu cher un produit alimentaire, car soit il est de qualité particulièrement médiocre, soit il y a moins de matières nobles, remplacées par des succédanés, des épaississants et autres additifs en tout genre (situation plus fréquente pour des marques de distributeurs). Malheureusement, **le prix élevé n'est pas** non plus **une garantie** : pour les produits de marque, vous payez la publicité, le marketing, le packaging et ce qui est dénommé « recherche et développement ». Il faudrait pouvoir se renseigner produit par produit, au cas par cas, ce qui ne simplifie bien sûr pas la recherche globale d'une alimentation de qualité. Mais l'on peut dire que, concernant le prix, pour un yaourt de base nature confectionné avec, comme le précise la réglementation, des ferments spécifiques (*Lactobacillus bulgaricus* et *Steptococcus thermophilus*), la différence entre le produit de marque et l'équivalent de base totalement identique en dehors de l'emballage est parfois de plus de 30 %. De plus, quand il y a innovation, elle peut n'être qu'une « astuce » technologique pour vous faire consommer plus et parfois pour interpréter à leur façon la réglementation ou pour vous faire croire faussement que le produit est plus naturel. Rappelez-vous surtout que les normes de concentration en divers additifs, colorants, conserva-

teurs et d'utilisation des auxiliaires de technologie, bien que régulièrement revues, sont souvent obsolètes et pas toujours harmonisées au niveau européen.

5) **Ne choisissez aucun produit contenant du sirop de glucose-fructose**. Il s'agit de votre responsabilité de consommateur, pour vous-même, votre santé, celle de vos proches. Boycotter tous les produits à base de « sirop de glucose-fructose » ou son équivalent « sirop de glucose », « corn sirup », ne peut qu'inciter les industriels à se détourner à terme de ces ingrédients si présents dans de multiples produits transformés, et dans les sodas et divers jus et sauces industriels. Le fructose se trouve naturellement dans les fruits. Mais, lorsque vous en mangez, vous les mâchez, ce qui permet de métaboliser progressivement le sucre des fruits et ralentit son absorption au niveau intestinal. En cas d'apport massif (ne serait-ce qu'une canette de soda, ou 2 verres de jus de fruits, équivalents à environ 6 morceaux de sucre), l'organisme ne sait pas comment éliminer ce surplus. Il n'a pas été programmé à recevoir autant de glucides si rapidement, donc il le transforme en graisses. Celles-ci vont s'accumuler petit à petit au niveau du foie et du ventre, de façon au début insidieuse, puis très nettement. Au bout d'un certain temps de latence, plusieurs années, cela peut engendrer l'apparition du « syndrome métabolique » à l'origine de nombreuses maladies cardiovasculaires comme l'hypertension artérielle, l'infarctus du myocarde, l'AVC. L'autre sucre, le glucose des sirops

de glucose-fructose, est métabolisé par les cellules, mais, là aussi, l'organisme ne sait pas comment gérer les excès et cela favorise l'apparition de diabète.

6) **N'achetez pas de produits contenant des acides gras trans industriels, délétères pour l'organisme**. Il est relativement aisé de les éviter, ils sont dénommés sur l'étiquetage « graisse hydrogénée ou partiellement hydrogénée ». La quantité ingérée définit le degré de dangerosité, mais, comme la concentration est rarement indiquée, pourquoi ne pas tout simplement boycotter les produits en contenant ? Les pouvoirs publics auraient pu réglementer l'utilisation de ces substances, mais, aujourd'hui, pour eux, la seule mention de leur présence suffit. Si l'analyse des données de consommation montre que celle-ci ne dépasse pas globalement certaines normes, de profondes disparités existent, et ce sont les enfants et adolescents qui en font les frais, notamment parce qu'ils consomment des biscuits et dérivés à l'heure du goûter, qui peuvent parfois en contenir d'assez fortes concentrations. Ils sont pourtant les premiers à protéger pour éviter que ne se développent à l'âge adulte de multiples maladies. À quoi servent ces acides gras trans ? Ils permettent une meilleure conservation des produits transformés (ils s'oxydent moins), les processus technologiques de transformation sont plus aisés et rapides et la texture du produit fini est améliorée. On en trouvait naguère en quantité non négligeable dans les margarines et diverses pâtes à tartiner, moins de nos jours. Ce sont

des produits préoccupants pour la santé et totalement inutiles. Nos grands-mères savaient préparer de bons produits sans ces substances mortifères !

7) **Évitez les conserves, le frais est ce qu'il y a de mieux**. S'il est possible d'avoir quelques conserves en réserve dans votre placard, choisissez bien la nature du contenant : pour les boîtes en métal, des éléments du revêtement intérieur (vernis, plastiques), dont il est parfois très difficile de connaître la composition exacte, peuvent migrer à des concentrations variables dans les aliments. Bien que contrôlées, ces molécules qui se détachent ne doivent pas dépasser une certaine limite autorisée. Mais les normes ne sont pas les mêmes d'un pays à l'autre, alors qu'une homogénéisation entre les règlements assurerait un minimum de crédibilité. Idéalement, pour la santé, choisir les matières les plus neutres comme le verre et, pour les cartons, seuls les revêtements intérieurs en polyéthylène neutre trouvent grâce à nos yeux.

8) **La conservation par surgélation des produits alimentaires bruts et entiers donne des produits dont la qualité est quasiment aussi bonne pour la santé que celle des produits frais**, malgré un « blanchiment » des légumes (passage très rapide à une haute température pour inactiver les enzymes naturelles, afin d'éviter une modification des saveurs, de la texture), mais certains légumes frais ne se prêtent pas à une congélation (endives, laitues, radis, pommes de terre non cuites…). Inutile de stocker en excès les aliments par surgélation

car cette technique contribue au réchauffement climatique. Autre problème : les industriels ont mis au point une technique dite de « glaçage » (*glazing*) : de l'eau est vaporisée sur les produits à congeler avec une technique très particulière (sous vide), favorisant un maximum de glace, ce qui alourdit le produit, vendu au poids ! Vous pouvez acheter au prix de l'aliment 30 % à 40 % d'eau sous forme de glace. Pas étonnant ensuite que, lorsque vous cuisez l'aliment, il se réduise très fortement !

9) **Privilégiez la couleur**. Sauf exception, plus les fruits et les légumes sont colorés, plus ils contiennent d'anthocyanes, des polyphénols qui contribuent à nous protéger du cancer et des maladies cardiovasculaires. Ainsi, les salades rouges comme les chicorées de Trévise ou de Vérone sont préférables aux laitues, surtout en hiver et si ces dernières proviennent de serres chauffées. On préférera aussi les poivrons rouges aux verts, et on mangera les tomates bien mûres, bio, bien sûr (voir ci-après). Les baies bio hautes en couleur comme le cassis, la mûre, la framboise noire, la groseille rouge, la myrtille, la mûre sont les championnes en termes de teneur en vitamine C, en anthocyanes, et ont un pouvoir anti-oxydant élevé. Inutile, donc, de vous tourner vers les baies de Goji, à la mode mais onéreuses, et souvent sur-traitées par des pesticides, malheureusement même parfois en bio. Si possible, **choisissez les fruits et légumes qui ont pris le soleil**. Plus un fruit ou un légume est exposé au soleil pendant son développement, plus il contient

de nutriments. Ainsi, une pomme qui a poussé sur la périphérie de l'arbre contient jusqu'à 3 fois plus de vitamine C et de polyphénols qu'une pomme du même arbre s'étant trouvée à l'ombre, au centre de l'arbre. Certes, lorsqu'on achète des pommes, on ne sait pas si elles ont poussé à l'ombre ou au soleil, mais, si vous avez des pommiers et qu'ils sont trop chargés, veillez à éliminer en priorité les fruits recevant peu de soleil.

10) **Évidemment, préférez le bio, pour éviter le risque de présence de résidus de pesticides et pour préserver la planète**. On connaît depuis longtemps l'impact négatif des pesticides sur la santé des professionnels particulièrement exposés : agriculteurs, ouvriers des usines fabriquant ces produits. Des études paraissent aussi concernant les impacts négatifs chez les consommateurs[1]. On parle moins des conséquences sur la flore et la faune[2]. Pour l'indispensable pollinisation, il nous reste les abeilles, mais elles sont gravement menacées. Dernier point, **le bio s'est en partie industrialisé et peut être d'importation. Nul doute que des scandales à venir éclabousseront ce type de produits lorsqu'ils obéissent aux mêmes lois du marché que les produits conventionnels. Il ne faudra pas faire d'amalgame avec les produits bio locaux des paysans qui cultivent sainement la terre**.

11) **Attention aux ersatz**. Autrefois, lorsqu'une copie d'un produit alimentaire était mise sur le marché, c'était clairement indiqué. Ce n'est plus le cas de nos jours.

Ainsi, aucune réglementation n'a empêché l'apparition de faux fromages (fromages analogues). Normalement, cette présence devrait être mentionnée, mais les industriels le mélangent le plus fréquemment à un peu de vrai, ce qui complique la compréhension de l'information délivrée. Heureusement, leur présence actuelle est pour l'instant cantonnée à quelques produits industriels bas de gamme du type lasagnes, pizzas…

12) **Ne vous laissez pas abuser par le terme « naturel »**. Il ne s'agit en aucun cas d'un label. Les industriels mettent volontiers en avant cette mention pour cacher plus ou moins ouvertement de fortes concentrations de produits chimiques de synthèse ajoutés. *Idem* pour les termes « **traditionnel** » ou « vert », qui n'ont aucune définition réglementaire. Il existe en revanche toute une série de labels, dans laquelle il nous faut apprendre à nous orienter.

Les labels

Peut-on se fier aux labels ? Pour bénéficier d'un label, il faut répondre à un cahier des charges précis. Mais on observe une multiplication de labels et de mentions distinctives. Aussi faut-il se méfier de nombre d'entre eux, car certains sont créés par les industriels eux-mêmes pour promouvoir leurs produits. Faisons un petit tour d'horizon (les labels locaux ne sont pas mentionnés, certains pouvant être de qualité, mais de diffusion restreinte).

Les labels bio nationaux fiables

– **AB-Agriculture biologique** : Il s'agit du label bio officiel au niveau de l'Union européenne. Il est en deçà de l'ancien label AB français. Des traces d'OGM sont autorisées (tolérance jusqu'à 0,9 %), mais la nourriture animale ne doit pas en comporter. En revanche, pas d'obligation concernant les emballages.
– **Bio Cohérence** : Il correspond sensiblement à l'ancien label bio AB français, pas de trace d'OGM. Filière en partie gérée par les producteurs.
– **Demeter** : Sans doute le label bio le plus exigeant en termes de culture et d'impact environnemental.
– **Nature et Progrès** : Des produits bio mais qui ne sont pas reconnus comme tels par l'Union européenne, avec un cahier des charges plus strict que celui du label européen AB-Agriculture biologique.
– **Bio Partenaire** : Au-delà du bio, il prend en compte le commerce équitable et solidaire.
– **Biodyvin** : Culture de la vigne et vinification sur les principes de la biodynamie. Les produits sont labellisés bio dans la façon de les produire, c'est-à-dire qu'un minimum de sulfites est ajouté, avec interdiction d'utilisation de levures exogènes et d'enzymes. Il ne s'agit pas d'un label garantissant une qualité gustative.

Les labels de qualité, mais non bio

– **Label Rouge** : Une certaine qualité est garantie, également sur le plan gustatif, mais de nombreux produits peuvent avoir ce label, y compris ceux transformés ; il s'agit de produits conventionnels pouvant contenir un certain nombre d'additifs.

– **MSC-Pêche durable** : Le respect des quantités de poisson à pêcher est garanti de telle manière que les stocks puissent se renouveler. Il s'agit donc d'un label garantissant certaines pratiques écologiques, mais pas réellement la qualité des poissons.

Les labels géographiques

Ces labels délimitent une aire géographique, certains aspects concernant la production, mais ne signifient pas au premier chef une qualité exceptionnelle du produit.

– **AOC** : L'appellation d'origine contrôlée, qui concerne les produits français.

– **AOP** : L'appellation d'origine protégée correspond au label européen désignant comme pour l'AOC l'origine d'un terroir et ainsi la provenance du produit et un certain savoir-faire.

– **IGP** : Proche de l'AOP, l'indication géographique protégée est aussi un label européen qui désigne le lien avec un produit typique et son origine.

– **SGT** : La spécialité traditionnelle garantie doit correspondre à la mise en valeur d'un produit ou de la façon traditionnelle de l'élaborer, quel que soit le lieu de fabrication.

Parmi les autres labels et leurs limites

– **Max Havelaar-Commerce équitable** : Il concerne le commerce équitable et solidaire. Compte tenu des impératifs demandés, ce sont surtout les grands groupes industriels qui de nos jours s'enorgueillissent de l'avoir.

– **« Saveur de l'année », « Produit de l'année »** : Des marques paient pour avoir ce label à partir de panels de consommateurs « sans cahier des charges ni représentativité des produits testés », selon *60 millions de consommateurs* (mars 2016).

– **Produits certifiés fermiers** : Ils sont élaborés par des professionnels. Le produit certifié indique qu'il correspond à certains critères, mais cela ne garantit pas nécessairement une haute qualité, la réglementation concernant cette dénomination étant assez peu exigeante.

– **Haute Valeur environnementale** : Nouveau label, beaucoup plus contraignant que l'ancien label Agriculture raisonnée, désormais supprimé, mais qui n'interdit ni les engrais chimiques ni les pesticides.

– **Bleu Blanc Cœur** : Des produits riches en oméga-3 comme le lin, la luzerne, le lupin sont ajoutés à l'alimentation. Malheureusement, les produits finaux peuvent être hyper-transformés.

– **« Sauvage », « Naturel », « Tradition »** : Ces mentions ne constituent pas des labels.

– **Conditionné en France** : Produits d'importations ayant subi des traitements et/ou un emballage en France (p. 77).

QUE PENSER DES RÉGIMES ?

Peut-être faites-vous partie des 28 millions de Français qui présentent, à des degrés divers, des maux de ventre, des flatulences, des ballonnements, parfois des épisodes de constipation, de douleurs abdominales… Bref, un état de troubles digestifs qui peut venir des possibles déséquilibres de la flore digestive évoqués par Giulia Enders dans son livre sur le microbiote, *Le Charme discret de l'intestin*. Vous êtes alors tenté de rechercher une autre alimentation qui puisse vous soulager et vous convenir. L'offre ne manque pas, mais que faut-il penser de tous ces régimes qui fleurissent, notamment sur la Toile ?

Le régime sans gluten

Le régime sans gluten est le fruit d'un malentendu. Bien sûr, il existe des personnes qui sont porteuses d'une maladie cœliaque et qui ne tolèrent pas le gluten. L'intolérance vraie au gluten concerne 1 % de la population et l'allergie au gluten moins de 1 %. Certes, cette maladie est probablement sous-diagnostiquée, et il existe des formes *a minima*, plus exactement une sorte d'hypersensibilité sans intolérance vraie au gluten, qui toucherait environ 5 % de la population. Que s'est-il passé pour qu'il y ait un rejet si massif du gluten ?

Un grand nombre de personnes se sont senties mieux en arrêtant de consommer du pain, cela a fait le tour de la Toile, des réseaux sociaux et des journaux, le coupable était désigné : le gluten ! Effectivement, lorsque vous arrêtez de consommer certains pains, vous avez une sensation de mieux-être. Mais est-ce dû au gluten ? Probablement pas, en tout cas, pas dans la majorité des cas. Dans les pains courants, il existe une certaine quantité de certains types de sucre, des FODMAPS (Fermentable Oligo, Di and Mono-saccharides and Polyols) pas toujours très bien tolérés, notamment par ceux ayant un intestin « irritable ». Mais, surtout, il faut savoir que de multiples additifs sont incorporés dans les pains courants : colorants E100 à E199, conservateurs E200 à E299, antioxygènes E300 à 399, émulsifiants, épaississants E400 à E499. Pour le pain courant français, l'emploi de 14 additifs est autorisé : l'acide acétique et ses sels (4), l'acide lactique et ses sels (4), l'acide ascorbique et ses sels (4), la lécithine E322 (1), mono- et di-glycérides d'acides gras E471 (1). Or, ce mélange peut provoquer tous les symptômes attribués au gluten : des troubles digestifs de type ballonnements, une mauvaise digestion et, plus généralement, des inconforts digestifs multiples. Si vous vous sentez mieux en arrêtant de manger du pain et vous mettez à consommer du pain sans gluten, vous risquez de voir réapparaître des troubles digestifs, parfois majorés par la simple raison que sont ajoutés encore plus d'additifs, notamment des épaississants, des émulsifiants, pour assurer une texture correcte. Le gluten est en effet une protéine qui permet une panification plus aisée. Passer au pain sans gluten n'améliorera pas votre état digestif, d'autant que, dans ce type de pain sans gluten, l'index glycémique augmente. Enfin, si l'on entend parfois que l'arrêt de la consommation de gluten fait maigrir, c'est tout simplement qu'arrêter le pain, les pâtes, les pizzas et autres produits à base de pâtes feuilletées ne peut que diminuer la charge calorique et donc faire perdre du poids.

Le « no-gluten » est finalement lié à une erreur d'interprétation, une mode dont le soufflé va finir par s'affaisser. Mieux vaut choisir un pain traditionnel au levain (vrai levain, voir p. 68), qui assure une meilleure digestibilité et peut être consommé en quantité raisonnable, sauf, bien sûr, pour les rares personnes porteurs d'une maladie cœliaque qui doivent choisir des galettes de riz (toutes ne sont pas équivalentes, voir p. 159). Soulignons que, pour les vrais intolérants au gluten, le choix des aliments devient de plus en plus difficile, car celui-ci est ajouté dans un nombre impressionnant de produits industriels : les sauces, même les sauces tomate, de multiples plats à base de viande et plats de poisson transformé, des chips… pour assurer une certaine texture et tenue au produit industriel.

La régime sans lactose

Il existe également un malentendu concernant la consommation de produits laitiers et du lactose. Un certain nombre de personnes pensent que, en supprimant les produits laitiers, elles supprimeront leurs troubles digestifs. En fait, tous les produits laitiers ne contiennent pas nécessairement du lactose. L'ensemble des fromages dits secs n'en contiennent pas, car il a été transformé par l'élaboration du fromage. Quant aux yaourts, le lactose présent est digéré au niveau des intestins par la présence de bactéries lactiques dans le produit. Pour le lait, le lactose, sucre du lait, peut ne pas être toujours correctement toléré. Cela est lié au déficit d'une enzyme intestinale appelée la lactase. Cette enzyme permet de scinder le lactose en deux molécules (le glucose et le galactose), qui, elles, sont bien assimilées et ne posent pas de problème sur le plan digestif. Le déficit en lactase augmente avec l'âge et il existe un gradient Nord-Sud. Les gens du Nord tolèrent mieux le lactose que ceux du Sud. On estime que seuls 20 % des Lillois ne le tolèrent pas, alors que la proportion passe à 50 % chez les Marseillais. Cela est également vrai au niveau de l'Europe entre les Suédois et les Espagnols par exemple. Une des explications possibles serait que l'élevage des bovins existe depuis fort longtemps dans le Nord de l'Europe alors que celui-ci est beaucoup moins répandu dans le Sud, mais il ne s'agit que d'une hypothèse.

Il ne faut pas confondre cette intolérance avec les allergies aux produits laitiers, qui concernent non pas le lactose mais les protéines du lait. Ces allergies peuvent toucher jusqu'à 3 % des tout jeunes enfants et, contrairement à d'autres allergies alimentaires, elles ont tendance à disparaître spontanément en deux ou trois ans. En cas d'allergie vraie, l'exclusion de tous les produits laitiers est une nécessité, alors que, en cas d'intolérance au lactose, la consommation doit s'orienter vers des produits appauvris en lactose : consommation de lait « délactosé », de yaourts dont les bactéries lactiques agissent au niveau intestinal, ou encore de fromages secs.

Produit laitier ayant une assez forte concentration en lactose	Lait (frais, milkshake, lait en poudre), que ce soit de vache, de chèvre, de brebis Crème (fraîche, fouettée…)
Produit laitier dont le lactose n'a qu'un impact très modeste	Yaourts Sauces crémeuses
Produit laitier sans lactose	Fromages « secs » à pâte dure

On a également accusé le lait de contenir ce qu'on appelle des « facteurs de croissance[3] », nécessaires pour nourrir les veaux. Il faut savoir que la pasteurisation en détruit une grande partie et, pour l'aspect résiduel, l'apport est extrêmement faible, négligeable pour des consommations normales et mesurées (nettement inférieures à 1 litre de lait par jour). D'une manière générale, les organismes vivants synthétisent cette hormone « au début de la vie pour se développer et grandir[4] ».

Certains produits laitiers sont également accusés de fournir beaucoup de gras et de sel. Les fromages secs sont effectivement assez riches en acides gras saturés et en sel, mais c'est l'excès de consommation qui a des effets délétères. Excepté pour les personnes en surpoids important et obèses, la consommation de fromage à raison de 30 à 60 grammes par jour s'intègre dans le cadre d'un bon équilibre alimentaire, les fromages persillés apportant en plus un certain nombre de microorganismes assurant le maintien d'une flore digestive diversifiée.

Sur le plan nutritionnel, les produits laitiers apportent avant tout des protéines de bonne valeur biologique, c'est-à-dire contenant tous les acides aminés nécessaires à la fabrication de nos propres protéines. Ils renferment également de nombreuses vitamines du groupe B indispensables au bon fonctionnement des cellules, dont la vitamine B12, nécessaire à la formation des globules rouges et, pour les produits demi-écrémés et entiers, des vitamines A et D (la vitamine D aide à fixer le calcium au niveau des os). Le calcium est présent en forte concentration dans les produits laitiers, mais peut être apporté également par d'autres aliments (légumes comme les crucifères), différentes eaux minéralisées.

Nul besoin pour autant de surconsommer des produits laitiers. Comme nous l'avons déjà indiqué dans un précédent ouvrage[5], il n'existe aucune étude scientifique fiable indiquant qu'il est indispensable d'en prendre trois par jour.

Concernant les « laits » de soja, d'amande, de riz, d'avoine, il s'agit en fait de jus végétaux contenant une concentration plus ou moins élevée de protéines, de sucres ajoutés et, pour le soja, de phytoestrogènes (mais les concentrations en isoflavone sont assez faibles). Ce sont des produits qui ne se substituent pas au lait dans le sens nutritionnel, mais qui peuvent être pris comme boissons s'ils ne sont pas trop sucrés, comme le « lait » d'avoine. Quant au « lait » d'amande, son usage culinaire peut être conseillé. Le dernier venu des « laits » végétaux est le « lait » de coco, qui peut lui aussi aromatiser judicieusement divers mets, il faut juste savoir qu'il est assez gras.

Le régime cétogène

Schématiquement, le régime cétogène correspond à une alimentation sans sucre, riche en matières grasses, qui peuvent représenter jusqu'à 70 % à 90 % des apports énergétiques totaux, et un peu de protéines. Il existe une indication très particulière pour ce régime, chez l'enfant épileptique rebelle à tout traitement ou porteur d'une maladie mitochondriale. Cette alimentation est donc déséquilibrée, mais sert parfois de support dans ces cas très précis, avec un suivi neurologique rigoureux. Or, depuis quelques années, ce régime dans sa version détournée est presque devenu à la mode, essentiellement en cas de cancer. Il s'agit d'une erreur et d'une mauvaise interprétation de certaines données. Certes, il est de mieux en mieux démontré qu'un excès de consommation de produits sucrés industriels est délétère, vu que le sucre a tendance à sur-nourrir les cellules cancéreuses. De nombreuses études scientifiques, notamment concernant le cancer du sein, incitent en effet à réduire le sucre avec des mécanismes qui sont mieux identifiés (augmentation de sécrétion d'insuline et de facteurs de croissance hormonaux, le surpoids et l'obésité étant également des facteurs de risques). Récemment, sur des modèles animaux, une équipe de l'Université du Texas a montré que l'augmentation de la production d'enzymes 12 LOX et 12nt-HETE dans les cellules cancéreuses majorait la propagation de la maladie et qu'une alimentation enrichie en sucre majore de 50 % à 58 % le risque de développer des tumeurs mammaires[6]. Mais la consommation de fruits reste indispensable.

Limiter voire supprimer la consommation de ces produits sucrés industriels est donc réellement judicieux et nécessaire. Mais supprimer les fruits et les légumes, non ! Avec le régime cétogène, un risque de dénutrition majeure existe aussi puisque, lorsque la cétose se met en place, il y a une perte de la sensation de faim, donc d'appétit, et une acidification du corps. Le cerveau a besoin de glucose et le corps va le lui fournir par la combustion d'acides gras. Ce type de dénutrition mal maîtrisée est très préjudiciable. Par ailleurs, l'apport en vitamines, en éléments minéraux, notamment en potassium, est essentiel au bon fonctionnement des cellules, tout comme les anti-oxydants protecteurs contenus dans les végétaux. Les fibres végétales assurent pour leur part un bon équilibre de la flore digestive, si importante pour l'immunité. Concernant l'apport en fructose des fruits, il est modeste (7 à 14 g pour 100 g de fruits, un fruit moyen pesant environ 50 g à 150 g), mais couvre les besoins de l'organisme avec la consommation de légumes. Au-delà des fruits, les compotes sans sucres ajoutés[7] sont également à conseiller. Peuvent également être consommés des fruits frais pressés maison dilués dans de l'eau. Autrement dit, ce qu'il faut exclure, ce sont tous les produits industriels avec sucres ajoutés fort nombreux, particulièrement ceux contenant du sirop de glucose-fructose.

Le tableau ci-après vous permet de faire les bons choix concernant la consommation de produits sucrés, entre ceux à éviter et ceux à prendre assez librement.

PRODUITS	CONSOMMATIONS AUTORISÉES		
	À éviter	Uniquement en petite quantité	Librement
Sucre ajouté soi-même à différentes compositions (yaourt, fromage blanc…) 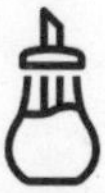	x		
Confiture, miel 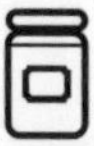		x	
Chocolat 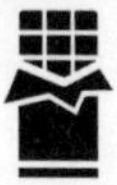		x	
Céréales du « petit déjeuner », notamment fourrées 	x		
Biscuits divers ; viennoiseries (croissants, brioche…) 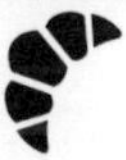	x		
Muesli bio sans sucres ajoutés 		x	
Barres de céréales	x		
Pâtes à tartiner (chocolat…)	x		

PRODUITS	CONSOMMATIONS AUTORISÉES		
	À éviter	Uniquement en petite quantité	Librement
Flans, mousses au chocolat, desserts sucrés… 	x		
Yaourts aux fruits 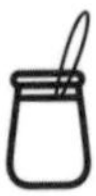		x	
Fruits au sirop en conserve	x		
Gâteaux artisanaux et industriels 	x		
Friandises diverses dont barres chocolatées, bonbons… 	x		
Glaces industrielles 	x		
Fruits frais 			x
Compotes sans sucres ajoutés 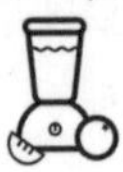			x

PRODUITS	CONSOMMATIONS AUTORISÉES		
	À éviter	Uniquement en petite quantité	Librement
Fruits frais pressés maison 			x
Fruits secs (abricot, datte, pruneau, amande, noix, noisette…)		x	
Sodas, boissons à base de thé industrielles sucrées 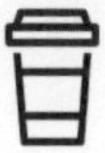	x		
Jus de fruits industriels (nectar, même les « 100 % jus de fruits »)	x		

L'alimentation sans poisson

Il existe des inquiétudes légitimes concernant la consommation de poissons, liées aux pollutions des mers, notamment en mercure. Malheureusement, il n'y a pas de cartographie régulièrement mise à jour des zones de pêche qui seraient les plus polluées. Aussi les poissons d'élevage ne sont-ils pas à rejeter systématiquement. Il faut préférer plutôt les produits bio, puisque la nourriture est meilleure, mais cela n'exclut pas des contaminations en fonction des eaux dans lesquelles évoluent les poissons. Elles concernent notamment de nombreux élevages asiatiques (la Chine fournit les ⅔ des poissons d'élevage « blancs », dont la demande est importante en Europe, avec les tilapias et les carpes présents dans de multiples préparations panées et cuisinées sans que l'origine des poissons soit toujours clairement indiquée).

Sur le plan écologique, des progrès sont en cours, car, il n'y a pas si longtemps, 5 kilos de poissons sauvages étaient nécessaires pour obtenir 1 kilo de poisson d'élevage, même s'il s'agissait en partie de déchets de poissons et d'espèces peu consommables directement. Les élevages actuels, plus respectueux de l'environnement, utilisent de plus en plus de produits végétaux (dans les élevages modernes de saumon, la proportion de nourriture d'origine marine est tombée à 25 %-30 % des apports nutritifs).

Niveau de pollution	Espèce
Poissons très pollués (plus de 0,6 mg/kg)	Espadon, requin
Poissons moyennement à fortement pollués (0,14 à 0,6 mg/kg)	bar, brochet, raie, flétan, sandre
Poissons faiblement à moyennement pollués (0,05 à moins de 0,14 mg/kg)	Morue (cabillaud), rascasse, thon germon en boîte, saumon, homard
Poissons très faiblement à faiblement pollués (moins de 0,05 mg/kg)	Anchois, chinchard, daurade, hareng, maquereau, merlu, mulet, sardine, sprat, tilapia, coquillages, mollusques, crustacés sauf homard, poissons d'eau douce sauf brochet et sandre

Ce tableau donne une estimation des poissons réputés les plus concentrés en mercure mais il ne tient pas compte de la zone de pêche puisque les données manquent.

Concernant les polluants[8], le docteur Graham George, de l'Université de Saskatchewan (Canada), explique que « le mercure dans le poisson pourrait ne pas être aussi toxique qu'on le croit, mais il nous reste encore beaucoup de choses à découvrir. En effet, ce sont certaines formes et concentrations en méthyle mercure qui provoquent sa dangerosité, or celui présent dans le poisson est plutôt du méthyle mercure cystéine, 20 fois moins toxique que le méthyle mercure chlorure ». En outre, une récente étude publiée en janvier 2015[9], réalisée à partir d'une analyse d'un suivi de 1 500 mères et de leurs enfants par des chercheurs de l'Université de Rochester, souligne que les enfants nés de mères consommatrices de poisson pendant la grossesse ont des capacités motrices, comportementales et cognitives meilleures que les autres. L'intérêt de la chair des poissons « gras » et « semi-gras » est de contenir des acides gras oméga-3 de type EPA et DHA ; elle apporte également des protéines de bonne valeur biologique et du fer facilement assimilable.

Le jeûne

Voilà encore un nouveau régime à la mode, accompagné d'un déferlement médiatique sans beaucoup de nuances. Si des études, pas nécessairement bien interprétées, ont pu faire croire que le jeûne pouvait être bénéfique contre la prolifération des tumeurs, c'est sa définition même qui pose problème. De quoi parle-t-on ? D'un jeûne strict, excluant toute alimentation et boisson en dehors de l'eau ou de la prise exclusive de boissons avec adjonction de vitamines et éléments minéraux, de jus de légumes… ? Ce qui est avéré, c'est que l'alimentation européenne est globalement trop riche et pourvoyeuse d'un risque majoré d'apparition de cancers. Expérimentalement, le nutritionniste Roy Walford a montré que, en réduisant de ⅓ la ration alimentaire en sucre, le risque de contracter des cancers pouvait être diminué jusqu'à 60 %. La conclusion s'impose d'elle-même : mangez moins et mieux, sans pour autant vous dénutrir !

Les régimes amaigrissants

Après les avoir encensés, il est de bon ton aujourd'hui de critiquer l'ensemble des régimes amaigrissants. Il faut dire que nombre d'entre eux sont totalement inappropriés. Pour autant, la recherche de solutions médicales cohérentes et adaptées pour perdre du poids est totalement justifiée pour prévenir nombre de maladies de type diabète, maladies cardiovasculaires, cancers…

Si nous faisons un petit retour en arrière, à une époque, on a proposé des régimes hypocaloriques, autrement dit de basses calories, aux personnes en surpoids ou obèses. C'était une erreur. Ces régimes étaient intenables. De simples rations normales et équilibrées auraient suffi pour faire perdre du poids à ces personnes qui, le plus souvent, avaient une alimentation déséquilibrée et déstructurée. Ensuite, de multiples régimes plus ou moins farfelus ont été tentés. L'un des pires, et qui a pourtant provoqué un réel engouement, est celui dit « hyper-protéiné ». Non seulement les déséquilibres alimentaires étaient patents et nocifs, mais, en plus, ils engendraient sur les moyen et long termes des modifications de la flore intestinale avec de multiples conséquences sur la santé : troubles immunitaires, du comportement alimentaire… Ces régimes ont eu des succès dans la mesure où, sur le court terme, l'amaigrissement primait, mais, en fait, il s'agissait d'échecs puisque, dans plus de 95 % des cas, les gens reprenaient du poids[10]. En plus, les personnes qui avaient perdu du poids culpabilisaient d'en reprendre, pensant qu'elles n'avaient pas tenu les recommandations préconisées, alors que celles-ci étaient précisément intenables sur les moyen et long termes, car antiphysiologiques.

Quant à la chirurgie de l'obésité, en vogue actuellement, avec en moyenne 30 000 interventions par an en France, elle relève malheureusement du même principe de la « pensée magique », puisqu'elle est censée faire perdre du poids sans efforts. Ses promoteurs expliquent benoîtement à leurs patients qu'ils n'arriveront jamais à maigrir avec un régime, ce qui est inexact, tout dépendant des types de recommandations données. S'il existe de réelles indications à cette chirurgie, elles sont très limitées, et les recommandations officielles actuelles ne sont, à notre sens, pas cohérentes, même si elles relèvent d'un « consensus ». Schématiquement, il faut un indice de masse corporelle, ou IMC (poids en kilo/taille au carré en mètre), à 35 associé à une « comorbidité » type mal de dos, ou un IMC à 40 sans troubles psychologiques et après avoir essayé un régime. Presque tout le monde peut avoir eu à un moment des dorsalgies ou des lombalgies, et rares sont les personnes récusées pour des raisons « psychologiques ». Quant aux régimes, ils n'ont, dans la très grande majorité des cas, jamais été bien conduits.

Maigrir sans lutter

Les neurosciences sont venues à notre secours pour comprendre en partie le phénomène du surpoids et de l'obésité qui s'installent et ont tendance à perdurer. Ils sont des troubles multifactoriels. Ainsi, il a été démontré que, plus on absorbait des aliments au-delà des besoins physiologiques, moins une substance sécrétée par le cerveau appelée la dopamine, un neurotransmetteur du plaisir, était efficace. Plus exactement, lors de prises répétées de nourriture en excès, les récepteurs à la dopamine D1 et D2 du cerveau sont pour partie inactivés et, au final, on cherche à manger plus pour sécréter plus de dopamine, afin d'avoir le même degré de satisfaction. C'est ainsi que se développent des pulsions alimentaires plus ou moins maîtrisables. L'autocontrôle alimentaire devient complexe, mais il est loin d'être perdu. L'issue est d'arriver à maîtriser ce que l'on peut typiquement définir comme une addiction, mais qui, contrairement à d'autres addictions liées à l'alcool, au tabac ou à différentes drogues, ne peut pas être supprimée, puisqu'il faut bien se nourrir. L'apport excessif de nourriture peut également survenir secondairement à des difficultés émotionnelles (perte d'un emploi, ennui, séparation...). Une forme d'addiction se met alors en place. Si, à terme, on imagine que des médicaments (nalméfène), utilisés dans l'addiction à l'alcool, auront l'autorisation de mise sur le marché dans cette indication, pour l'heure, il convient d'agir selon la méthode que nous avons proposée dans *Maigrir sans lutter*[11] en distinguant votre profil et en vous déconditionnant. Si vous avez une attirance vers le sucré, il convient de réduire les apports en sucré, mais de façon circonstanciée, en réduisant les sucres industriels et en consommant parallèlement des fruits naturellement sucrés. Si vous êtes attiré par le salé, il convient d'arriver en premier lieu à réduire les portions et de limiter, voire transitoirement supprimer, des produits apportant un excès de calories comme les charcuteries, les fromages secs, les frites… Après cette période de déconditionnement, qui peut durer de 3 semaines à 3 mois, il sera possible de prendre soit des aliments sucrés, soit des aliments un peu caloriques comme le fromage, mais occasionnellement, c'est-à-dire par exemple le week-end, chez des amis ou au restaurant. Pour ceux qui, par leur profession, mangent régulièrement au restaurant, le menu idéal devrait comprendre un plat unique contenant des légumes, des féculents, une viande ou poisson, sans entrée ni dessert autres que de simples fruits ou une salade de fruits frais (mais pas des fruits prédécoupés industriellement baignant dans un sirop sucré).

Comme pour toute addiction, les rechutes sont possibles. Aussi faut-il veiller à ne pas faire trop d'« écarts », et surtout à faire attention à ses actes d'achats, puisque tout ce qui est acheté est consommé à terme. Cette approche comportementale de réduction du poids par la méthode de sevrage et de déconditionnement donne selon notre expérience de très bons résultats, tout en sachant qu'il ne faut jamais avoir d'objectif chiffré, car, physiologiquement, chaque personne est différente. La prise en charge doit aussi, dans bien des cas, comprendre un volet psychologique et, pour tous, une activité physique régulière et adaptée à vos envies et âge, sans oublier de limiter l'exposition aux perturbateurs endocriniens, qui modifient le métabolisme[12].

LES BONS CHOIX À CHAQUE MOMENT DE LA JOURNÉE

Petit déjeuner

Céréales et produits dérivés 	
Les bons choix	– **Le pain au levain** du boulanger parfois dénommé « pain à l'ancienne ». – **Pain aux multicéréales, pain aux graines, complet et bio** de préférence (voir aussi régime sans gluten). → Idéalement, faire son pain soi-même avec une farine bio de type T65 pour le pain au levain de type « tradition » (pain blanc), ou plutôt T80 (pain bis), T110 (pain complet), T150 (pain intégral). – **Les mueslis pauvres en sucres**, à base d'avoine, d'épeautre, de quinoa, de riz, d'orge, de fruits secs peuvent être consommés raisonnablement, par exemple avec du yaourt. – **Biscottes et assimilés**. Ces produits sont pauvres en eau, déshydratés, à choisir toujours de type complètes, bio. Regardez néanmoins toujours sur l'étiquette le taux de matières grasses ajoutées (ligne mentionnant lipides ou graisse).
Les pièges à éviter	– **Les céréales du petit déjeuner**, qui sont des produits hyper-transformés par rapport aux produits de base. Sont souvent ajoutés du sucre (ce qui fait vendre), des matières grasses et du sel, l'ensemble flattant les sens. L'extrusion puis le moulage et le chauffage à haute température induisent la formation

	d'une substance, l'acrylamide, qui a un potentiel cancérogène. Cela peut concerner tous les produits de ce type, même les bio. – **Les pains de mie, les viennoiseries** industrielles (croissants, brioches…) sont généralement gonflés de multiples ajouts dont du sucre (sirop de glucose-fructose, malto-dextrine…), du gras (parfois en forte concentration : 14 g de lipides pour 100 g = équivalent de 1,5 c. à soupe d'huile). Nous avons trouvé aussi des « biscuits du petit déjeuner » ou assimilés pouvant en contenir jusqu'à 30 g pour 100 g ! De multiples additifs sont autorisés, dont de nombreux émulsifiants et modificateurs de la texture. Tous ces éléments peuvent favoriser divers inconforts digestifs (ballonnements…). Des arômes de synthèse de pain peuvent être insufflés dans les sachets de pains de mie industriels avec la simple mention « arômes », puisqu'il s'agit de donner l'illusion qu'il s'agit bien encore de pain ! → Dans tous les produits industriels, la qualité des céréales peut être médiocre et la provenance des produits rarement mentionnée (ou seulement de façon partielle). Difficile d'équilibrer votre petit déjeuner ou celui de vos enfants avec des produits dont l'apport en sucre est généralement important.
Miel	
Les bons choix	**Miel garanti français à l'origine parfaitement identifiée, idéalement des miels de proximité**. Faites par exemple vos achats et vos réserves pendant vos vacances. À défaut, en magasin, du miel bio, Label Rouge, AOC, avec toujours la provenance clairement mentionnée.

<table>
<tr><td>Les pièges à éviter</td><td>Dans certains rayons de supermarchés peut être proposé du « miel » qui n'en n'est pas forcément ! La vente de faux miel semble se développer (l'offre mondiale va au-delà des capacités de production des abeilles !) et il n'est pas facile à détecter spontanément. Le faux miel est confectionné à partir de fructose, de glucose, et ensuite coloré avec souvent du faux caramel de type E150d (au sulfite d'ammonium). Ensuite il suffit d'ajouter un arôme de miel et surtout du pollen, ce qui rend la supercherie plus difficile à détecter ! La mention origine « hors de l'Union européenne » doit vous alerter, les faux miels se trouvant essentiellement parmi ces produits. Quand sur l'étiquette est indiqué « origine EU et hors EU », votre attitude doit être similaire : la plus grande prudence. Les miels coupés avec du sirop de glucose-fructose sont également fréquents. Laissez-les dans les rayons. Ne croyez pas faire une bonne affaire en achetant un miel peu onéreux en magasin.</td></tr>
<tr><td colspan="2">Confitures

La consommation de confitures chute de façon significative, notamment dans la population la plus jeune (actuellement 51 % des Français consomment égulièrement des confitures, mais seulement 12 % parmi les 15-24 ans).</td></tr>
<tr><td>Les bons choix</td><td>– Confitures maison : faciles à confectionner avec des fruits bien mûrs de saison ou les invendus de fin de marché, moins onéreux et tout aussi bons. Peu de sucre suffit, si vous en utilisez moins de 30 %, stérilisez vos pots.</td></tr>
</table>

	– **Confitures artisanales** : avec la garantie du fournisseur que les fruits sont non traités, idéalement bio. Choisir les confitures ayant au moins 60 g de fruits et moins de 40 g de sucre pour 100 g de produit fini.
Les pièges à éviter	L'industrie sait parfaitement fabriquer des confitures diluées dans un magma de sirop de glucose-fructose et de gélifiant, notamment de type pectine. Les acidifiants comme l'acide citrique et, parfois, des arômes de synthèse de fruits sont ajoutés, tout comme des graines de figues, de fraises (akène) pour faire illusion sur la concentration en fruits. De plus, l'origine et la qualité des fruits (absence de résidus de pesticides) ne sont pas garanties.
Pâtes à tartiner chocolatées Elles supplantent très largement la consommation de confitures, notamment chez les enfants et adolescents.	
Les bons choix	**Choisir celles ayant au moins 40 % de pâte de noisette, plus de 25 % de chocolat et sans émulsifiants.** On en trouve dans le commerce ! À consommer dans tous les cas **avec modération**, vu l'apport calorique (plus de 500 kcal pour 100 g).
Les pièges à éviter	La plupart, de marque ou de distributeurs, ont environ 10 % de pâte de noisette, et 5 % de chocolat pour 100 g de produit. Le reste, 85 %, c'est du gras (le plus souvent de palme ou son équivalent), du sucre et des émulsifiants à base de lécithine de soja. Ces dernières sont le plus souvent confectionnées à partir de produits OGM. La pâte chocolatée fournit 3 fois plus de calories que les traditionnelles tartines au beurre ou à la confiture[13].

Beurre, margarine et pâtes grasses à tartiner	
Les bons choix	– **Beurre bio de baratte doux** (donc sans sel ajouté). – **Purée d'oléagineux** (amandes, noisettes).
Les pièges à éviter	Les margarines et autres pâtes grasses à tartiner bénéficient d'un marketing puissant car elles contiennent des composés tels que les oméga-3, des phytostérols… Il faut surtout retenir que **le niveau de preuve des allégations santé est modéré et discutable.** La nature exacte des huiles végétales n'est pas toujours correctement mentionnée et les produits bas de gamme peuvent encore contenir des acides gras trans réputés délétères. Certains produits annoncent peu de matières grasses (inférieures à 50 %), mais ils contiennent en remplacement des épaississants, de l'amidon, même parfois des sucres « simples » ! Le tout étant coloré… et d'un goût généralement fort médiocre.
Boissons de type café, chicorée	
Les bons choix	– **La chicorée pure**, sans adjonction de café, donc de caféine, est riche en fibres. C'est la boisson la plus intéressante en termes de santé. – Sinon, pour **le café,** choisir le 100 % arabica avec l'origine clairement mentionnée. → Les décaféinés sont de nos jours plus sûrs, car généralement obtenus par pression sans l'usage de solvants ; à choisir de préférence bio.

Les pièges à éviter	Plus la torréfaction est rapide (ce que font la plupart des industriels), plus la concentration en substances suspectes est importante : **furane et acrylamide** (classés probablement cancérogènes). Les capsules emprisonnent les composés volatils, alors que, dans les sachets, ces substances s'évaporent progressivement ; néanmoins, lors de derniers contrôles effectués, les normes de concentration étaient respectées, mais sont-elles bien adaptées ? → **D'une manière générale, limitez votre consommation de café.**
Boissons à base de thé 	
Les bons choix	**Thé bio** de préférence, vert, mais le thé noir semble, selon les dernières études, avoir des vertus proches. Idéalement le **rooibos, ou « thé rouge », sans théine.**
Les pièges à éviter	On a trouvé dans un certain nombre de thés (originaires notamment de Chine) du plomb, des résidus de pesticides, malheureusement également dans des thés bio industriels. Les encres des emballages peuvent migrer du contenant vers le contenu et poser des problèmes en termes de santé. La consommation de thés industriels est à limiter en l'état actuel des contrôles et des informations disponibles.

Jus d'orange et de fruits divers	
Les bons choix	**Uniquement des jus de fruits frais pressés maison**, de préférence à base de fruits bio, à défaut des jus bio du commerce, qui sont à consommer avec modération et toujours dilués dans de l'eau. → Pour de nombreux fruits, on peut aussi les mixer, ce qui permet de les consommer dans leur intégralité.
Les pièges à éviter	**Les « jus de fruits », « nectar », « 100 % jus de fruits », peuvent avoir du sucre ajouté.** Seul le « 100 % pur jus de fruits » n'en a pas, mais il faut tout de même tenir compte de leur forte concentration en sucre et des conséquences sur le métabolisme. À diluer, au moins par moitié. Compte tenu des volumes de jus de fruits fabriqués, les contrôles de la recherche de résidus de pesticides sont insuffisants.

Déjeuner

Les produits présentés ne sont pas l'exclusivité du déjeuner ; ils peuvent également être consommés au dîner, dans le cadre d'un équilibre alimentaire bien compris.

Crudités, légumes frais (voir également *infra*)	
Les bons choix	**À préparer vous-même** avec des produits dont l'origine est clairement spécifiée, de préférence bio.

Les pièges à éviter	Concernant les **barquettes de crudités prêtes à consommer** ou les salades à base de féculents comme le taboulé, l'origine des produits est rarement mentionnée. **Des additifs alimentaires peuvent être présents en grand nombre** : gommes xanthanes, divers émulsifiants (E4), épaississants, également parfois du sirop de glucose-fructose. L'ensemble peut favoriser des troubles digestifs à type de ballonnements, de flatulences. Quant aux épices ajoutées, vous n'avez aucune certitude sur leur qualité.
Entrées salées quiche, pizza, crêpe… 	
Les bons choix	Ne consommez habituellement que des **produits faits maison** à base de composés clairement identifiés. Faites également idéalement la pâte vous-même.
Les pièges à éviter	Beaucoup de produits industriels, y compris surgelés, sont bas de gamme, peu onéreux, et au final douteux quant à leur qualité. Vous pouvez y trouver de multiples additifs, agents texturants, gélifiants, phosphates en tout genre, arômes, colorants… Du plasma animal et des produits OGM peuvent également être présents dans certaines pizzas à votre insu. La pâte peut contenir des acides gras trans délétères (p. 80), le fromage être du faux, de type « fromage analogue » ou parfois mélangé à un peu de vrai. Bon appétit !

VIANDES **Viandes rouges (bœuf)**	
Les bons choix	Les viandes hachées doivent l'être **devant vos yeux** par un boucher respectueux de la qualité.
Les pièges à éviter	Les steaks hachés industriels sont issus de plusieurs animaux. **Les viandes peuvent être contaminées par des salmonelles** car les techniques d'abattage ultra-rapide induisent involontairement, lors de l'éviscération, des risques de perforation des intestins et par là même des contaminations de la viande (la bactérie la plus dangereuse, *E. Coli* E O 157 H7, est théoriquement détectée par des tests obligatoires). Tous les steaks hachés sont à bien cuire, à cœur. Pour les simples steaks entiers, les salmonelles de surface, lorsqu'elles sont présentes, sont détruites par la chaleur lors de la cuisson. Mais force est de constater, à la lumière des différents scandales, que les contrôles sanitaires sont insuffisants dans les abattoirs et qu'une trop grande latitude est donnée aux autocontrôles, qui peuvent être assez facilement truqués.
Veau	
Les bons choix	Consommation à limiter fortement, car elle contribue au réchauffement climatique. **Occasionnellement** selon vos goûts, ceux avec l'appellation « veau élevé sous la mère », sinon les bio et Label Rouge.
Les pièges à éviter	Élevés en batterie, les veaux sont nourris le plus souvent au lait en poudre avec adjonction de divers composés comme du soja, diverses protéines. L'usage d'antibiotiques est fréquent.

Poulets, dindes et autres volailles	
Les bons choix	Uniquement des volailles **labellisées bio ou Label Rouge, dont l'origine est bien définie.** L'appellation « fermier » correspond à un cahier des charges encore trop laxiste.
Les pièges à éviter	**Les méthodes d'élevage intensif laissent plus qu'à désirer**. La nourriture des volailles est faite de différents mélanges avec diverses céréales, du tourteau de soja, de multiples composés dont parfois des enzymes digestives pour renforcer l'assimilation et des probiotiques devant assurer un engraissement en un temps record. Dans certains élevages (notamment hors Union européenne), les fientes contenant des résidus d'aliments incomplètement digérés seraient même récupérées, traitées puis reconditionnées en granules pour être réintroduites dans l'alimentation. Le goût s'en ressent bien entendu, mais il est ensuite masqué par l'adjonction d'épices et d'arômes de synthèse, par exemple de fumé. Attention tout particulièrement à certains manchons épicés, aux plats industriels préparés (type nuggets, poulet basquaise, fricassées diverses, couscous…) et à tous ces poulets cuits emballés à environ six euros l'unité. (Après avoir enlevé la marge du distributeur, le prix de la main-d'œuvre pour l'élevage, le transport, que reste-t-il pour la nourriture de la volaille ?)

Porc (voir aussi « charcuteries » et « épicerie salée »)	
Les bons choix	**Strictement bio.**
Les pièges à éviter	**Les élevages se font le plus souvent en batterie**, ce qui donne généralement une viande de médiocre qualité. La façon dont sont nourris les porcs, même si la réglementation (obsolète) est respectée, est sujette à discussion. Les produits d'importation avec des élevages hyper-intensifs et industrialisés posent de multiples interrogations sur la qualité de ces viandes au-delà de l'aspect gustatif médiocre. L'augmentation de certains cancers hormono-dépendants dans les pays européens pratiquant ces élevages pourrait avoir pour partie une origine liée à la consommation de ce type de viande.
Légumes	
Les bons choix	– Légumes **frais, ou surgelés** éventuellement, mais sans excès pour ne pas contribuer à la production de gaz à effet de serre ; sans aucun additif, **avec mention du lieu de production, idéalement bio**. – Légumes en bocaux de verre (moins d'interactions entre le contenu et le contenant) et au moins vous voyez – en partie – ce que vous achetez ; uniquement des produits bio pour ces conserves.
Les pièges à éviter	De nombreux légumes déclassés, parfois à la limite de la comestibilité, peuvent se retrouver dans des boîtes

	de conserve et également dans des « galettes » de légumes et différents plats préparés industriellement. **Aucune garantie n'est réellement apportée sur ces produits à l'origine souvent incertaine. Parfois, des produits OGM peuvent être présents sans que cela soit réellement détectable**, et, si la mention de l'origine est présente, il ne s'agit pas nécessairement de la totalité du contenu. L'insuffisance des contrôles fait également toujours redouter la présence de résidus de pesticides. Quant aux vernis et autres composés tapissant l'intérieur des boîtes de conserve en métal, il est souvent impossible d'avoir les bonnes informations sur la nature des vernis de la part des industriels.
Pomme de terre 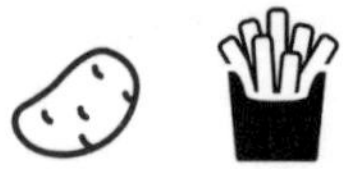	
Les bons choix	Ne consommez que des **produits préparés maison** (en purée, à la vapeur ou à l'eau, au four, au diable).
Les pièges à éviter	De nombreuses préparations industrielles sont bien suspectes. **Des huiles bas de gamme peuvent être utilisées, notamment pour les chips et les frites industrielles**. Du sel et d'autres types d'exhausteurs de goût comme le glutamate sont souvent présents à des concentrations variables. Les valeurs caloriques de ces produits peuvent être supérieures à celles du foie gras !

<table>
<tr><td colspan="2">Céréales et dérivés
(riz, quinoa, millet, sarrasin, pâtes, farine, couscous, boulgour)
et légumes secs
(lentille, haricot, pois chiche, pois cassé…)
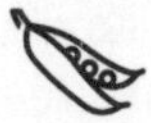</td></tr>
<tr><td>Les bons choix</td><td>Préférez les céréales complètes ou semi-complètes, de préférence bio. Consommez régulièrement des légumes secs, excellentes sources de protéines végétales.</td></tr>
<tr><td>Les pièges à éviter</td><td>Les conserves à base de céréales ou de légumes secs prêtes à consommer (par exemple couscous, cassoulet) peuvent contenir toutes sortes d'ingrédients indésirables. Attention également aux lentilles, haricots et autres graines emballées dans des cartons, notamment recyclés, qui peuvent relarguer des hydrocarbures (huiles minérales), des encres des emballages (suspectées d'être cancérogènes). Préférez les cartons vierges ou tapissés de polyéthylène neutre. Au moindre doute et en cas de défaut d'information, laissez le produit.</td></tr>
<tr><td colspan="2">Plats préparés industriellement prêts à consommer,
produits traiteur salés
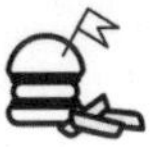</td></tr>
<tr><td>Les bons choix</td><td>À éviter !</td></tr>
<tr><td>Les pièges à éviter</td><td>L'étiquetage actuel ne vous informe pas sur la qualité du contenu, ni sur l'origine des produits. Le plus souvent, il s'agit d'assemblage de produits issus des quatre coins du monde, avec l'adjonction</td></tr>
</table>

	de multiples additifs, la présence de produits OGM à votre insu... **Quant aux fraudes, elles sont loin d'être isolées, pas toujours détectées.** Parmi les plus spectaculaires : du rat remplaçant de la viande (Chine) dans des produits transformés ; de la **viande périmée** mélangée à de la viande fraîche...
Salade laitue, mâche... 	
Les bons choix	**Bio, entières et de saison.**
Les pièges à éviter	Conditionnées en sachet, les salades peuvent avoir été nettoyées avec de l'eau légèrement chlorée – mais sans danger *a priori* – et nécessiter 7 fois plus d'eau de lavage que les salades préparées à la maison. La présence des résidus de pesticides n'est pas rare.
Huiles végétales 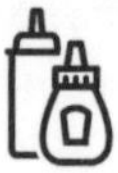	
Les bons choix	Pour la santé, préférez pour les assaisonnements celles à base d'**huile de colza, de noix** (assez onéreuse) et **d'olive** avec appellation d'origine (AOC/AOP), bio de préférence. Les plus vendues sont les huiles de tournesol (mais riches en oméga-6 et très pauvres en oméga-3, donc à consommer avec modération). → Pour les appellations, il y a les huiles vierges par pression à froid (fruits type olive, noix...), à chaud

	(graines de colza, tournesol…). Pour l'huile d'olive, la prendre « vierge extra ».
Les pièges à éviter	Les mélanges industriels de différents types d'huiles **sont souvent plus chers et pas nécessairement mieux équilibrés** que l'assemblage que vous pouvez faire vous-même, comme par exemple mettre 50 % d'huile d'olive et 50 % d'huile de colza dans vos vinaigrettes. Beaucoup d'huiles vendues par les marques, notamment celles d'olive, sont des mélanges avec plusieurs origines.
Vinaigres	
Les bons choix	**Vinaigre de vin ou de cidre**, bio de préférence.
Les pièges à éviter	Le vinaigre **balsamique** a une bonne réputation, mais cela concerne le vrai, le pur, qui est rare et onéreux. Les plus courants, appelés également « vinaigre balsamique de Modène », sont des ersatz : colorés artificiellement avec du caramel synthétique E150d et conservés avec des sulfites. Du sucre est parfois ajouté, associé tout simplement à du vinaigre de vin !
Sauces salades, vinaigrettes prêtes à l'emploi	
Les bons choix	**À éviter**, faites vous-même votre propre vinaigrette, ça ne prend que quelques minutes !

	Nombreuses sont les sauces industrielles qui contiennent un nombre d'additifs assez considérable : divers colorants dont du E171 dioxyde de titane (parfois sous forme physique différente, « nano », sans que cela soit mentionné), des épaississants, des émulsionnants, du sucre…
Moutarde	
Les bons choix	**Idéalement, choisissez de la moutarde bio de base avec des graines de moutarde**, du vinaigre, du sel, si possible sans sulfites et sans acide citrique.
Les pièges à éviter	La moutarde (de Dijon) peut venir de n'importe où et dans nombre de produits industriels sont ajoutés de multiples additifs, notamment des épaississants, différents types de sucre, parfois même des arômes de synthèse pour donner le goût de moutarde à de la moutarde.
Sel	
Les bons choix	**Limiter les apports est un impératif de santé.** Choisissez du sel marin pour la présence naturelle d'iode. Le gomasio (graines de sésame grillées avec 5 % de sel) permet de limiter les apports en sel ; il en est de même de certains sels contenant différentes épices.
Les pièges à éviter	Divers additifs peuvent être présents, notamment des anti-agglomérants comme le E535 au doux nom de ferrocyanure, des nanoparticules…

PRODUITS LAITIERS

Fromages dits « secs »

les fromages à pâte cuite comme le beaufort, le comté, le gruyère, le parmesan... ; les fromages à pâte pressée non cuite les plus populaires sont le saint-nectaire, le cantal, le morbier... ; les fromages à pâte molle : le camembert, le brie... ; les fromages à pâte molle à croûte lavée : époisse, livarot, munster, reblochon... ; les fromages à pâte persillée : roquefort, bleu, gorgonzola... ; les fromages de chèvre : chabichou, crottin de Chavignol ; les tommes

Les bons choix	**Idéalement bio** et avec AOC, AOP.
Les pièges à éviter	Forte charge calorique pour certains fromages affinés (parfois presque autant que le foie gras), richesse en sel et en acides gras saturés. Consommation modérée.

« Fromages fondus »,

« fromage à tartiner », « spécialité fromagère », « crème de fromage » et autres succédanés du fromage

Les bons choix	**À éviter**, même si tous ne sont pas nécessairement à considérer de la même manière.
Les pièges à éviter	La réglementation est à adapter. Présence possible de phosphate (E340, E452...), de sel de fonte (citrate de sodium E331) suspect en fonction des doses absorbées (utilisés pour homogénéiser les préparations). Dans la longue liste des ajouts autorisés : de multiples émulsifiants, stabilisants, épaississants, agents anti-mottants, exhausteurs de goût, substances aromatiques de synthèse...

Yaourt nature, « aux fruits », yaourt à boire, flan, crème dessert… 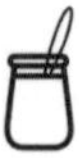	
Les bons choix	**Que des yaourts ou autres laits fermentés** (bifidus, acidophilus, kéfir) nature, idéalement à faire vous-même, c'est simplissime. Seules les préparations laitières à base de *Lactobacillus bulgaricus* et de *Streptococcus thermophilus* ont droit à l'appellation de yaourt. Ensuite certains sont brassés, de la crème peut être ajoutée, d'autres sont liquides et sont battus après le brassage. En dehors des yaourts, il existe des spécialités laitières fermentées qui contiennent des bactéries vivantes autres que celles du yaourt (n'ayant pas droit à l'appellation yaourt, car elles utilisent d'autres bactéries *L. acidophilus*, bifidobactéries, etc.).
Les pièges à éviter	Il existe un grand nombre de préparations laitières pour les desserts dans lesquelles sont ajoutés de la crème, des épaississants (E412, E440), du sucre, qui majorent la charge calorique. Les yaourts « aux fruits » contiennent en plus, pour beaucoup, des colorants et des arômes de synthèse de fruits, des épaississants, des agents de charge comme le polydextrose. Quant aux crèmes dessert variées annoncées avec des produits laitiers, la concentration en additifs est souvent impressionnante.

Fromage blanc et autres produits ultra-frais (faisselle…) 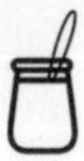	
Les bons choix	Les fromages blancs sont des **produits caillés mis en pot directement, comme les faisselles, ou battus, comme les fromages blancs** proprement dits. Selon le mode de fabrication, ils peuvent contenir ou non des bactéries lactiques vivantes. Ils en contiennent lorsqu'ils sont fabriqués selon les méthodes traditionnelles (égouttage naturel) et ne sont pas pasteurisés.
Les pièges à éviter	Tous les produits nature de base sont identiques, ceux des marques de distributeurs sont moins chers, car vous ne payez pas le marketing des marques. Dans certains produits, on trouve des ajouts de lait, de crème, pour les rendre plus onctueux – plus chers –, voire également des épaississants et de l'amidon transformé.
Fruits, compotes 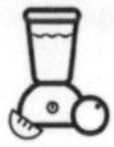	
Les bons choix	**Fruits frais, bio et de saison de préférence**, voilà l'idéal, facile à trouver. Pour les compotes, choisir celles dites « sans sucres ajoutés » à haute teneur en fruits.
Les pièges à éviter	Toutes les compotes conventionnelles ; certaines peuvent avoir du sirop de glucose-fructose ajouté. Attention également à certaines mentions du type « sans colorants »,

	« sans conservateurs », mais avec d'autres types d'additifs comme l'acide ascorbique de synthèse et parfois beaucoup de sucre. Les fruits « au sirop » sont le plus souvent des fruits déclassés, pas toujours de bonne qualité, avec également du sucre ajouté sous différentes formes. Les colorants sont fréquents à type de E122, E124, E127, et on y trouve également parfois de l'acide citrique…

Dîner

Au-delà du choix d'un produit protéiné pour l'accompagnement de légumes ou de féculents, en fonction de ce que vous avez consommé le midi, choisissez selon la même méthode que celle qui a été décrite dans le chapitre « déjeuner ». Faites de même pour les desserts de type fromage blanc, compote ou fruit. S'il est nécessaire d'avoir un apport en protéines suffisant le soir afin d'assurer les réparations cellulaires, qui sont majorées la nuit, il n'est pas du tout indispensable, selon l'âge, de prendre du poisson ou des œufs ou une viande de manière systématique. Une bonne combinaison de légumes et de légumineuses (légumes secs) peut suffire, associée à un produit laitier nature. Les produits présentés ne sont pas l'exclusivité du dîner ; ils peuvent également être consommés au déjeuner, dans le cadre d'un équilibre alimentaire bien compris.

Soupes chaudes et froides	
Les bons choix	**Privilégier les soupes maison, sinon celles bio**, idéalement dans des bouteilles en verre.
Les pièges à éviter	N'imaginez pas que le contenu des soupes industrielles correspond aux beaux légumes présentés sur les photos des emballages, c'est plutôt l'inverse, ce sont les plus invendables qui sont utilisés. Les rebuts, liés à un calibrage non conforme (ce qui n'est pas un problème en soi), mais aussi des légumes de très piètre qualité peuvent être présents. Une fois chauffés, malaxés, ils font l'affaire ! Quant à la quantité des légumes, elle varie dans des proportions surprenantes de 5 % à un peu plus de 50 %. Ne prenez pas de produits ayant moins de 45 % de légumes. De l'amidon modifié, de l'hydrolysat de protéines, du sirop de glucose, divers épaississants, sulfites, etc., peuvent être ajoutés ; soyez vigilant, lisez bien les étiquettes. L'origine des légumes est malheureusement rarement mentionnée, et les contrôles concernant leur concentration possible en résidus de pesticides sont insuffisants – cela concerne autant les soupes liquides que déshydratées.
Poissons frais (entiers ou en filet)	
Les bons choix	**L'odeur marine caractérise le poisson frais**, il s'agit d'un critère de fraîcheur facile à contrôler. Parmi les autres : les ouïes doivent être bien rouges, l'œil brillant et la chair ferme et non flasque.

Les pièges à éviter	**En cas d'odeur d'ammoniaque** des poissons, vous pouvez suspecter à raison qu'ils ont été trempés dans de l'eau javellisée afin de donner l'illusion d'une apparente fraîcheur. Cette technique de trempage est utilisée par les poissonniers peu scrupuleux.
Poissons transformés industriellement, panés ou « cuisinés »	
Les bons choix	À éviter, la règle étant de **ne consommer que des poissons entiers ou des filets dont l'origine est mentionnée**.
Les pièges à éviter	La catégorie de poisson annoncée sur l'emballage des produits transformés ne correspond pas nécessairement au contenu. Il ne semble pas rare que des **poissons d'élevage bas de gamme type panga ou tilapia, nourris industriellement** aux granulés suspects, ayant évolué dans des eaux douteuses, plus ou moins gavés d'antibiotiques, les y remplacent à votre insu. Ne vous laissez pas non plus abuser par les termes de **poissons « sauvages », « de ligne ». Il ne s'agit pas d'une appellation** et ils peuvent provenir tout simplement d'élevages très industrialisés.
Crevettes et fruits de mer 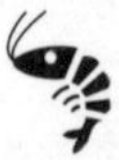	
Les bons choix	**Frais, bio** pour les crevettes (meilleure qualité de leur alimentation lors de l'élevage) ; idéalement sans additifs du type sulfites.
Les pièges à éviter	Les **méthodes d'élevage** et la **nature des eaux** influencent bien sûr la qualité du produit. Il est

	souvent difficile d'avoir des informations exhaustives. Les produits présentés ont généralement été congelés, ou le sont toujours, et sont gorgés d'eau. Au final, une fois chauffés et cuisinés, ces produits réduisent souvent de façon impressionnante. Concernant les mollusques, ce sont les épurateurs des mers : ils peuvent contenir, selon leur origine, des métaux lourds en forte concentration. Ce qui a priori n'a pas d'incidence si vous n'en consommez qu'occasionnellement. Sur l'étiquetage, la mention « conditionné en France » ou en Europe ne vous garantit absolument pas que le produit ne vienne pas d'eaux fortement polluées, mais simplement qu'il a eu des traitements comme l'ozonation, utilisée sur les moules vivantes pour détruire les bactéries indésirables. Cela dit, même la stérilisation ne permet pas d'éliminer certaines toxines dans la chair même (liposolubles). N'étant pas solubilisées, elles ne sont pas réactives aux divers traitements. Une réelle prudence s'impose quant à la fréquence de consommation.
Surimi	
Les bons choix	**À limiter, malgré un aspect pratique et des emballages attirants.**
Les pièges à éviter	Produit hyper-transformé dont l**a chair de poisson ne représente généralement au maximum que 38 % du produit fini** et dont la qualité peut être médiocre (types de poissons et modes d'élevage pas toujours mentionnés), issue parfois de mélanges divers. Présence d'amidon de type fécule de pomme de terre, d'arômes de synthèse, par exemple de crabe, de colorants...

Œufs	
Les bons choix	**Œuf bio de proximité.** Parmi les œufs bio, choisir de préférence ceux provenant de petits élevages dans lesquels les poules ont accès à de grands parcours enherbés, ce qui assure une teneur élevée des œufs en oméga-3. → Le chiffre 0 commençant le nombre imprimé sur la coquille indique qu'il s'agit d'œufs bio, donc de poules élevées « en plein air » sur parcours herbeux avec l'absence de pesticides et avec une alimentation 90 % bio ; le chiffre 1 correspond à des poules élevées sur « libre parcours », Label Rouge par exemple ; les chiffres 2 et 3 indiquent que l'élevage s'est réalisé en bâtiments fermés (2) et en cages (3), l'alimentation étant généralement de moindre qualité. Toujours vérifier la date limite de consommation, qui est de 28 jours après la ponte.
Les pièges à éviter	Compte tenu de la forte demande d'œufs bio et de la difficulté à répondre à la demande, des doutes existent sur la réalité bio d'un certain nombre de produits d'importation. **Mieux vaut privilégier la consommation des œufs bio de poules élevées en France**. Idéalement, faire des achats de proximité, mais attention à certaines arnaques d'œufs vendus en vrac, notamment sur divers marchés : ils sont parfois plus chers et ne sont pas nécessairement haut de gamme.

L'épicerie sucrée

Biscuits secs, fourrés, moelleux	
Les bons choix	**Globalement, ces produits sont à consommer avec parcimonie**, car ils remplacent des produits nutritionnellement plus utiles, notamment au goûter des enfants, comme des compotes, des fruits et du vrai pain (accompagné, pourquoi pas, d'un peu de chocolat de qualité). **Des biscuits bio artisanaux peuvent être consommés avec modération**, en vérifiant la composition et en particulier la teneur en sucre et en matières grasses (qui peut être estimée par la place de ces ingrédients dans la liste, par ordre de concentration décroissant). Malheureusement, même certains biscuits bio peuvent être trop gras et trop sucrés.
Les pièges à éviter	**Les biscuits industriels n'ont généralement rien à voir avec de vrais produits céréaliers**, contrairement à ce que pourrait laisser croire la publicité et les mentions sur l'emballage. Ils sont hyper-transformés et pour certains, ne contiennent que 15 % de farine. Sur le plan calorique, ils affichent souvent près de 450 kcal pour 100 g, ce qui est beaucoup. La concentration en gras est parfois préoccupante, avec des acides gras trans les plus délétères (étiquetés huile « partiellement hydrogénée »), souvent de l'huile de palme, qui n'est pas recommandée en excès, tout comme du beurre (les « pur beurre »). Il est aussi fréquent de trouver des mélanges de toutes formes de gras avec mise en avant de ceux qui paraissent les moins mauvais.

	La concentration en sucre (sucre ajouté) est souvent excessive, avec notamment le sirop de glucose-fructose. On peut aussi y trouver de nombreux additifs : épaississants, correcteurs d'acidité, conservateurs et des arômes généralement de synthèse. L'origine des produits utilisés est rarement connue. **Ne vous laissez par abuser par les mentions de type « familial », « tradition », « complet », « nature »... de produits très industrialisés**.
Gâteaux, cakes, gâteaux fourrés, gaufrettes... 	
Les bons choix	**Uniquement des gâteaux et autres compositions maison dont vous contrôlez la nature des ingrédients et leur origine**, sans ajouts d'additifs, et notamment de colorants. Les prises doivent être occasionnelles, compte tenu de leur valeur calorique (moments festifs, par exemple anniversaires).
Les pièges à éviter	Lorsque vous analysez la composition des gâteaux industriels, **vous devriez être plutôt tenté de les laisser**. Quant aux gâteaux « artisans » ou de boulangerie, on trouve de tout, des bons mais aussi parfois le pire, et l'étiquetage en moins !
Chocolat 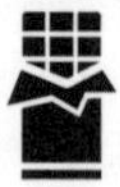	
Les bons choix	La règle est simple, en lisant les étiquettes : choisir ceux dont la composition mentionnée sur l'étiquette est dans **l'ordre décroissant : pâte de cacao (avec**

	une concentration d'au moins 70 %), beurre de cacao, sucre, éventuellement arôme naturel… et sans lécithine de soja, qui est le plus souvent OGM. Une niche est constituée par le chocolat « cru », non torréfié.
Les pièges à éviter	De nombreux chocolats, notamment ceux fourrés, ont des concentrations impressionnantes en sucre et différents additifs : émulsifiants, arômes de synthèse, colorants pour certains en fonction du fourrage… en plus de l'apport calorique parfois supérieur à celui du foie gras (500 kcal).
Glace et sorbet 	
Les bons choix	**Investir dans une sorbetière** si vous êtes amateurs, ou vos enfants, de sorbets. Simple d'utilisation, vous pouvez vous fournir de fruits de saison, notamment de fin de marché (des « invendables », car un peu abîmés, mais tout aussi délicieux). En plus, avec des fruits bien mûrs, l'ajout de sucre peut n'être que très modeste.
Les pièges à éviter	La moyenne des additifs ajoutés à divers produits glacés industriels (colorants, émulsifiants…) est très impressionnante. Les glaces ou sorbets sans additifs existent, mais sont rares : regardez bien les étiquettes. La concentration en sucre est généralement élevée, équivalant en moyenne à 4 ou 5 morceaux de sucre pour 100 g. Le taux de matière grasse peut être également important, ce qui majore de façon significative l'apport calorique. À la glace « à la vanille » sont parfois ajoutés des petits grains noirs de vanille pour faire croire qu'il s'agit de vraie vanille, alors qu'un arôme de synthèse est utilisé.

Sodas, divers jus industriels et boissons énergisantes	
Les bons choix	**Très fortement déconseillés**. Ils peuvent être remplacés par du kéfir de fruits, des jus de fruits frais maison.
Les pièges à éviter	De multiples études indiquent que **la consommation régulière de ces boissons favorise le surpoids, l'apparition de diabète, mais aussi des maladies cardiovasculaires**, notamment des AVC (augmentation du risque de 59 % pour des consommateurs pluriquotidiens), troubles suspectés de la minéralisation osseuse (si présence d'acide phosphorique E338), surtout en cas de diminution parallèle de la consommation de produits laitiers. Une altération des fonctions cérébrales est évoquée[14]. Une des interprétations est que la consommation de ces produits favorise les déficiences d'apport en éléments minéraux et vitamines, perturbant le bon fonctionnement cérébral. Quant aux boissons énergisantes, elles sont particulièrement riches en caféine (parfois jusqu'à 70 à 80 mg par portion de 250 ml, soit 3 à 5 fois plus qu'un cola classique), en taurine, en sucres, avec d'autres ingrédients d'« origine naturelle » comme des plantes et des vitamines (de synthèse). Supposées stimuler, elles épuisent l'organisme avec parfois de multiples conséquences négatives en fonction des doses absorbées : troubles du rythme cardiaque, des rythmes biologiques, convulsions, agitation…

L'épicerie salée 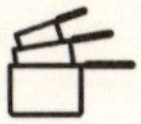

Épices 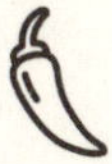	
Les bons choix	**Uniquement des épices entières en grains**, mais jamais déjà moulues industriellement.
Les pièges à éviter	Pourquoi le poivre moulu est généralement moins cher que celui en grains ? Parce qu'il a subi plus de transformations et qu'on peut y ajouter des baies non commercialisables, voire d'autres produits bas de gamme sans que vous vous en aperceviez[15]…
Sauces pour plats sauces tomate, diverses, mayonnaise…	
Les bons choix	**Sauces industrielles à franchement éviter. Faites-les vous-même !** À défaut, on trouve des sauces bio de bonne qualité. Bien regarder la composition.
Les pièges à éviter	Si toutes les sauces industrielles ne sont pas à considérer de la même manière, il est souvent difficile de s'y retrouver, d'où le bon réflexe : s'abstenir de les acheter régulièrement. Avec quoi imaginez-vous que certaines sauces industrielles, par exemple à la sauce tomate, sont fabriquées ? **Des produits parfois impropres à la vente, voire à la consommation, mais qui peuvent l'être après traitements par différents procédés technologiques sophistiqués** (thermiques, irradiations pour certains produits

	d'importation...). Pour les rendre présentables, il suffit ensuite d'ajouter des colorants, des arômes de synthèse, des additifs en tout genre, du gras, du sucre sous forme de sirop de glucose, de l'amidon et, bien sûr, du sel et différents autres types d'exhausteurs de goût, sans oublier des épices parfois suspectes. L'emballage final est généralement particulièrement soigné avec de belles photos et souvent le terme « provençal » pour – faussement – vous rassurer.
Biscuits apéritif et autres 	
Les bons choix	**Préférer pour l'apéritif des petits légumes** (avec une sauce maison, par exemple à base de fromage blanc, de moutarde de qualité et un peu d'aneth fraîche produite en France que vous pouvez finement ciseler). Ou encore des fruits oléagineux (olives, pistaches, noix de cajou... mais non salées).
Les pièges à éviter	Les biscuits apéritifs industriels **contiennent généralement beaucoup de gras, parfois de qualité médiocre** (acides gras trans...), du sel, des épices suspectes, des exhausteurs de goût, des émulsifiants, du lactosérum, du dextrose... et le tout avec une valeur calorique proche du foie gras !
Charcuteries 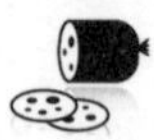	
Les bons choix	On peut considérer qu'il n'existe pratiquement plus de « bonnes » charcuteries et de salaisons,

	c'est-à-dire maigres (sans gras), sans sel et avec le moins possible d'additifs. Le gras contient des acides gras saturés dont l'excès d'apport est délétère pour les artères et en plus des polluants dits lipophiles qui se solubilisent au gras et persistent ensuite dans votre organisme. **On peut cependant accepter occasionnellement du saucisson sec ou du jambon cru (aliments fermentés) bio** ou encore, avec modération, une autre charcuterie artisanale bio dont on connaît parfaitement l'origine.
Les pièges à éviter	Les produits de charcuterie premier prix représentent 73 % du marché, mais est-ce de la qualité qui est achetée ? Le jambon blanc industriel est un mélange de viandes issues de plusieurs porcs, le tout est malaxé, mis ensuite dans des moules ayant vaguement la forme d'un jambon, mais, en plus, **on augmente le poids, on le double même parfois, par injection d'eau**, de phosphate, de sel, de poudre d'os. Sont ajoutés des nitrites pouvant se transformer en nitrosamines, suspectes de pouvoir être cancérogènes. Le résultat gustatif étant médiocre, peuvent être ajoutés des arômes de synthèse, notamment de fumé, et on reconstitue du gras et de la couenne autour du jambon. Tout cela n'a rien à voir avec le jambon traditionnel cuit dans un bouillon et aromatisé naturellement, qui est de plus en plus rare à trouver. Le jambon cru dit de pays ou fumé est moins traité, mais souvent fort salé et gras. Dans certaines charcuteries (saucisson, salami, saucisses diverses, bacon…), on trouve du plasma de porc (pour lier l'ensemble), du lactose (pour augmenter la « matière sèche »), de l'érythrobate de sodium (E316) et autres anti-oxygènes, des gélifiants, des sels de fonte (E331), dextrose, autres sucres et des colorants divers…

Vins	
Les bons choix	Du **vin bio** (il en existe maintenant de très nombreux à des prix raisonnables), à boire bien entendu avec modération (pas plus de 1 à 2 verres par jour, occasionnellement). On trouve également des vins dits « naturels », sans sulfites, mais leur qualité gustative reste irrégulière et il faut vérifier qu'ils proviennent de raisins bio.
Les pièges à éviter	Les vins non bio ne doivent être consommés que très occasionnellement, car ils peuvent contenir souvent des pesticides et des quantités de sulfites supérieures à celles des vins bio, sans parler des autres additifs autorisés. Préférez le vin rouge, plus riche en antioxydants et moins dosé en sulfites que le vin blanc.
Bières 	
Les bons choix	On trouve de plus en plus de **bières artisanales** faites dans de petites brasseries un peu partout en France, souvent en bio. Pour les amateurs de bière, c'est la seule solution acceptable. Évitez les bières trop alcoolisées et modérez de toute manière la consommation. On brasse en une bière très atypique, la lambic (souvent vendue sous le nom de gueuze), préparée par fermentation spontanée, sans adjonction de levures. Attention : le lambig breton n'est pas une bière mais un alcool fort.
Les pièges à éviter	**Les bières industrielles doivent être évitées, car elles sont faites avec des céréales traitées**. Du glyphosate a même récemment été trouvé dans certaines bières bavaroises.

Cidres	
Les bons choix	**Le cidre bio** peut être consommé avec modération. Préférez le cidre brut, moins sucré que le cidre doux. Même brut, sa teneur en alcool reste faible (4 à 5°).
Les pièges à éviter	Compte tenu du nombre de traitements pesticides effectués dans les vergers de pommiers (jusqu'à 35), il est plus prudent de s'abstenir de boire des cidres non bio, même si tous n'en contiennent pas nécessairement ; mais comment les reconnaître ?

3

Se protéger des grandes maladies de notre temps

L'altération de la santé résulte de la rupture d'un équilibre fragile où interviennent de multiples facteurs dont vous avez pour partie la maîtrise (ne pas fumer, mieux choisir vos aliments, avoir une bonne hygiène…), d'autres sur lesquels vous pouvez partiellement agir (certains facteurs environnementaux) ; les derniers, en revanche, vous échappent en grande partie (hérédité). Ce chapitre vous donne les fondamentaux pour réduire le risque de maladies chroniques les plus fréquentes : cancer, AVC et maladies cardiovasculaires, diabète, qui représentent 60 % de la mortalité, en vous protégeant des aliments toxiques.

PRÉSERVER UNE BONNE HYGIÈNE DE VIE

Qu'est-ce qu'une bonne hygiène de vie ?

Quelques règles de base, en termes d'hygiène de vie, permettent dans une large mesure de diminuer le risque des maladies. Vous les connaissez bien, mais rappelons-les.

– Ne pas fumer. Si vous fumez et avez des difficultés à vous arrêter, faites vous aider par votre médecin traitant et un médecin tabacologue.

– Limiter fortement la consommation d'alcool et de diverses boissons alcoolisées. Si vous n'êtes pas « dépendant », limitez-vous à quelques verres de vin, bière, cidre occasionnellement (sauf pour les femmes enceintes et les enfants). Si vous ne pouvez pas vous en passer, consultez rapidement un médecin addictologue ; des techniques adaptées existent pour vous sevrer.

– Avoir une alimentation équilibrée et non polluée. Choisir les aliments bruts, le moins transformés possible (comme préconisé dans le chapitre 1) et bio.

– Faire de l'exercice. On ne dira jamais assez que la sédentarité est un des fléaux du mode de vie moderne. Il est recommandé de faire quotidiennement environ 30 minutes d'exercice physique, pas nécessairement intense. La marche, le vélo, la natation, le jardinage, sont aussi efficaces que l'exercice sur les appareils que l'on trouve dans le commerce ou dans les centres de fitness. Des choses aussi simples – et gratuites – que

ne pas prendre systématiquement les ascenseurs ou les escaliers roulants, aller à pied ou à vélo à son travail ou faire ses courses, jardiner sans abuser des machines, suffisent souvent à assurer un niveau satisfaisant d'exercice physique régulier.
– Limiter l'exposition à de multiples polluants et contaminants. Même si, fort heureusement, tous les produits chimiques ne sont pas cancérogènes ou diabétogènes, beaucoup sont des perturbateurs endocriniens qui modifient l'équilibre hormonal et ouvrent la porte à de nombreuses pathologies. Il est difficile d'échapper à toutes les pollutions, comme celle de l'air extérieur, mais vous pouvez éviter l'exposition à de nombreux produits chimiques, notamment ceux qui sont contenus dans les objets et les produits de la vie quotidienne domestique.
– Ne pas consommer de drogues, ni de médicaments en excès. Pour les drogues, les médecins addictologues sont spécialisés dans la prise en charge de telles situations. Mais, parmi les drogues, il y a aussi les médicaments, dont par exemple certains anxiolytiques (contre l'anxiété) et somnifères, qui créent de la dépendance. Si certains sont indispensables, ce n'est pas le cas de tous. Plus de 3 milliards de boîtes de médicaments sont vendues annuellement en France !

Qu'est-ce qu'une alimentation équilibrée ?

Ce type d'alimentation, riche en nutriments indispensables, en anti-oxydants et en fibres, présente en outre l'avantage de rassasier en apportant le juste nombre de calories.

Consommez davantage :
– de fruits et de légumes, de préférence locaux, de saison bio et cuisinés à la maison,
– de céréales complètes et produits dérivés, pain au levain multicéréales, riz complet, pâtes complètes,
– de légumes secs : lentilles, haricots, fèves, petits pois, pois chiches,
– de matières grasses riches en oméga-3 : poissons comme les sardines, maquereaux, flétans, saumons, mais aussi huile de noix, de colza,
– de produits bio de proximité de préférence et notamment par l'intermédiaire des AMAP.

Limitez la consommation :
– **De protéines animales et particulièrement de viande rouge et de charcuterie.** Il s'agit d'une habitude à acquérir en modifiant progressivement les portions. Il existe également des viandes mélangées à des céréales, des légumineuses, voire avec du manioc ou du soja.
– **De sucre sous toutes ses formes (sauf celui contenu dans les fruits) et notamment de sodas et de jus de fruits industriels**. Il faut arriver à se sevrer du sucré d'origine industrielle, ce qui demande une démarche qui peut être accompagnée par un médecin nutritionniste ou un diététicien. Le sucré favorise l'émergence de multiples maladies cardiovasculaires, du diabète, et les cellules cancéreuses sont gourmandes de sucre[1].

– **De matières grasses saturées et trans, présentes principalement, pour les premières, dans le gras des animaux terrestres**. Il suffit de choisir les viandes le moins chargées en lipides et d'éviter les charcuteries. Le tableau ci-après permettra de vous guider.

		Viandes grasses : 20 à 30 % de matières grasses	10 à 20 % de matières grasses	**Viandes maigres : moins de 10 % de matières grasses À PRIVILÉGIER**
Porc 	. Côte	•		
	. Saucisse	•		
	. Charcuterie	•		
	. Jambon sans gras			•
	. Filet mignon			•
Bœuf 	. Plat de côte	•		
	. Entrecôte		•	
	. Onglet		•	
	. **Rumsteck**			•
	. **Tende de tranche**			•
	. **Steak haché** (moins de 5 % de MG)			•

		Viandes grasses : 20 à 30 % de matières grasses	10 à 20 % de matières grasses	**Viandes maigres : moins de 10 % de matières grasses À PRIVILÉGIER**
Agneau	. Côtelette	•		
	. Épaule		•	
	. Gigot			•
Poulets et autres volailles (dinde...)	. Haut de cuisse		•	
	. Blanc, aiguillette			•
Veau	. Épaule		•	
	. Jarret		•	
	. Escalope			•
Lapin	. Toutes les parties			•

Les substances protectrices bioactives

Le rôle préventif des aliments d'origine végétale vis-à-vis de nombreuses pathologies, notamment les cancers et les maladies cardio- et cérébrovasculaires (infarctus, AVC et autres), tient à leur teneur en minéraux, vitamines et fibres, mais aussi à la présence de substances protectrices qui n'ont pas de fonction nutritionnelle, mais qui nous protègent. Beaucoup de ces substances sont des métabolites dits « secondaires », qui ont une forte capacité anti-oxydante, autrement dit un effet potentiellement protecteur vis-à-vis de certains cancers et des maladies cardiovasculaires. Il en existe de nombreuses familles : polyphénols dans de très nombreuses plantes, composés soufrés dans les liliacées (ail, oignon), glucosinolates dans les crucifères (principalement les choux), terpènes dans les agrumes. Les plus nombreuses et les plus connues sont les polyphénols.

Les polyphénols forment une très grande famille – on en compte plusieurs centaines – et sont des constituants des plantes. Étudiés depuis longtemps par les spécialistes en physiologie végétale, contrairement à la plupart des autres éléments des plantes (glucides, protéines, lipides, minéraux, vitamines), ils ne jouent aucun rôle nutritionnel. On a d'ailleurs pensé pendant longtemps qu'ils étaient indésirables. Ils ont commencé à intéresser sérieusement les scientifiques il y a moins de trente ans, lorsque ceux-ci se sont aperçus que leur présence jouait aussi un rôle préventif vis-à-vis de nombreuses pathologies. Les plantes les synthétisent « à la demande », c'est-à-dire lorsqu'elles doivent réagir à une maladie, une attaque d'insecte ou un stress, ou encore si elles veulent communiquer une information, que ce soit à l'intérieur même de leur organisme ou à des plantes voisines (d'où leur nom de métabolites « secondaires »). Plusieurs d'entre eux ont acquis une réelle notoriété, c'est le cas par exemple du resvératrol, présent dans le vin rouge, et qui, selon certains, expliquerait l'effet bénéfique de sa consommation modérée contre les maladies cardiovasculaires, également contre les maladies auto-immunes. C'est aussi le cas des flavonoïdes (flavonols, flavones, anthocyanes), dont la présence en quantité suffisante dans les aliments a montré des effets bénéfiques, de protection, sur la santé. Bref, dans de nombreux fruits et légumes présentant une activité anti-oxydante élevée, les polyphénols sont présents en forte concentration. La richesse des aliments en polyphénols est donc un critère à prendre en compte. Il reste toutefois beaucoup à découvrir sur leur mode d'action exact sur l'homme, la majorité des études les concernant ayant été faites sur des animaux. Une intéressante étude effectuée sur l'homme (étude Predimed) a conclu à une réduction de 48 % du risque de maladie cardiovasculaire chez les personnes ayant une alimentation apportant le plus de polyphénols (5e quintile) par rapport à celles dont l'alimentation en apportait le moins (1er quintile) (Tresserra-Rimbau, 2014).

Fruits et légumes les plus riches et les moins riches en anti-oxydants

Fruits et légumes	Les plus riches (mmol/100 g)	Les moins riches (mmol/100 g)
Baies	Cynorhodon (églantier) : 30,62 Myrtille sauvage : 8,15 Cassis : 5,49 Fraise des bois : 5,44 Airelle rouge : 5,03	Groseille blanche : 1,21 Groseille à maquereau : 1,45 Groseille rouge : 1,61 Myrtille cultivée : 1,67 Fraise : 2,16
Autres fruits	Grenade : 4,06 Raisin noir : 1,12 Kiwi : 1,08 Citron : 1,02 Orange : 0,95	Pastèque : 0,08 Pêche : 0,13 Melon : 0,19 Poire : 0,21 Raisin blanc : 0,25
Légumes	Chou frisé (kale) : 2,76 Chou rouge : 1,57 Poivron rouge : 1,36 Chou de Bruxelles : 0,99 Épinard : 0,89	Concombre : 0,04 Carotte : 0,05 Céleri : 0,06 Laitue : 0,09 Endive : 0,10

Source : Carlsen, 2010.

Au-delà de la concentration en anti-oxydants, un autre concept à émergé : la « capacité anti-oxydante ». Il s'agit d'un critère important pour juger de l'effet bénéfique des aliments sur notre santé. La capacité anti-oxydante des végétaux varie considérablement d'une espèce à l'autre, comme le montre le tableau ci-après. On voit que les champions toutes catégories sont les épices. En effet, les épices ne sont pas là que pour nos papilles : c'est la famille d'ingrédients de loin la plus riche en anti-oxydants. Plusieurs d'entre elles stimulent les sécrétions digestives, notamment l'amylase salivaire, facilitant ainsi la digestion des aliments riches en amidon. Par exemple, par rapport à un repas sans épices, la présence de gingembre multiplie par deux la sécrétion salivaire et celle de poivre ou de piment la multiplie par trois. La sarriette favorise la digestion des haricots. Le curcuma, le cumin, le fenugrec et l'ail ont une action protectrice vis-à-vis de certains cancers dont le degré reste à déterminer par de futures études. De nombreux aromates stimulent également la digestion. Attention toutefois à particulièrement bien les choisir, car les produits de médiocre qualité sont fréquents. Viennent ensuite les baies et des fruits et graines oléagineuses. Les produits animaux (viande, produits laitiers) ont une capacité anti-oxydante extrêmement faible.

Capacité anti-oxydante des grandes familles d'aliments

Famille d'aliments	Capacité anti-oxydante en mmol/100 g (méthode FRAP)[2]
Épices et aromates	0,40 à 226,8
Baies	1,26 à 34,5
Fruits et graines oléagineux	0,35 à 19,75
Fruits (autres que les baies)	0,08 à 2,25
Légumes	0,04 à 2,76
Légumineuses	0,20 à 1,96
Huiles	0,23 à 1,40
Céréales	0,10 à 0,80
Produits laitiers	0,04 à 0,65
Viande	0,01 à 0,13

La capacité anti-oxydante n'est pas la même, pour une espèce donnée, selon la variété. Les données sur la capacité anti-oxydante d'un fruit ou d'un légume par variété sont encore parcellaires. Pour les pommes, on constate des différences importantes, la Golden étant la moins bonne selon ce critère. Pour bénéficier du même effet anti-oxydant que celui d'une pomme Red Delicious, il faut consommer quatre Golden !

Capacité anti-oxydante de quelques variétés de pommes (en µmol/100 g d'équivalent acide ascorbique), fruit entier et peau

Variété de pommes	Capacité anti-oxydante du fruit entier	Capacité anti-oxydante de la peau
Red Delicious (Starking)	890	2850
Granny Smith	634	728
Jonagold	582	990
Royal Gala	477	1047
Golden Delicious	242	350

Source : Valavanidis, 2009.

La capacité anti-oxydante est un critère important, mais bien entendu pas le seul, pour évaluer l'impact positif d'un aliment sur notre santé. Il faut également prendre en compte la teneur en nutriments utiles, et notamment en minéraux, vitamines, fibres, oméga-3, et aussi – pour les produits transformés – en constituants indésirables (excès de sucre, de certaines matières grasses, de sel, additifs, pesticides).

QUAND UN ALIMENT EST-IL TOXIQUE ?

Il n'y a encore pas si longtemps, lorsqu'on parlait de toxicité alimentaire, il s'agissait essentiellement, au-delà de certains champignons et baies toxiques, de contamination des aliments par des bactéries indésirables produisant des toxines souvent redoutables. Ces aliments étaient dénommés « non comestibles ». L'homme a appris à les éviter et à combattre les bactéries. De nos jours, ces contaminations sont beaucoup plus rares, mais d'autres sources de toxicité sont apparues : elles sont bien plus insidieuses, avec des effets à long terme, les vecteurs en étant les résidus de pesticides, les métaux lourds et divers autres polluants et contaminants chimiques.

Un produit peut être particulièrement dangereux, qu'il soit chimique ou biologique, mais le risque d'effet sur la santé est nul si vous n'y êtes pas exposé. Par exemple, l'amanite phalloïde est un champignon mortel en cas d'ingestion, mais, si vous ne le cueillez pas, vous ne risquez rien. Évidemment, il n'en va pas de même pour les produits chimiques qui diffusent dans l'environnement. Les substances dangereuses sont généralement impossibles à détecter spontanément, contrairement à un aliment avarié sur le plan microbiologique, qui a un goût de putréfaction. Seules des analyses en laboratoire permettent de les identifier, et l'évaluation de leurs effets se réalise à partir d'études chez l'animal ou par le biais d'une approche dite « épidémiologique ». On étudie ainsi les effets d'expositions sur les individus et populations soumis à un ou des composés, par exemple les pesticides pour les agriculteurs.

Les intoxications alimentaires d'origine « microbienne »

Les intoxications alimentaires d'origine bactérienne sont devenues rares, grâce aux techniques modernes de conservation et aux progrès de l'hygiène. Les bactéries responsables ont des noms qui vous sont plus ou moins familiers : salmonelles, listeria, *Escherichia coli*, *Campylobacter*, staphylocoques[3]... Les produits alimentaires peuvent avoir été contaminés lors de la fabrication ou plus tard, si l'aliment a été stocké dans de mauvaises conditions ou trop longtemps, parfois au-delà de la date limite de consommation dans votre réfrigérateur. Le manque d'hygiène (mains mal lavées, réfrigérateur mal entretenu, etc.) peut également être à l'origine de contaminations industrielles ou familiales. Précisons que, contrairement à ce que certains affirment, les produits bio ne sont pas plus exposés aux contaminations par des micro-organismes que les conventionnels.

Les symptômes de ces intoxications apparaissent en général dans les jours, voire les heures, qui suivent l'ingestion de l'aliment. Ils peuvent être très variés : maux de tête, fièvre, nausées, vomissements, douleurs abdominales, fatigue, la diarrhée étant le symptôme le plus fréquent. La majorité des intoxications alimentaires se guérissent rapidement et plus ou moins spontanément en fonction de la virulence des bactéries ou des virus, et de l'état des défenses immunitaires. Certaines affections peuvent être plus graves et, si les symptômes ne disparaissent pas rapidement, il faut bien sûr consulter sans tarder votre médecin.

Les rappels des produits défectueux

Le rappel des produits défectueux est beaucoup plus fréquent qu'on l'imagine, et se fait généralement de façon fort discrète (plusieurs centaines en quelques années). Chaque fois, l'industriel présente le rappel de son produit comme étant un incident « isolé et strictement délimité » et les pouvoirs publics acceptent cela « afin de ne pas banaliser l'information et de garantir celle effective des consommateurs dans les cas les plus graves », comme le rapporte la revue *60 millions de consommateurs*. Il arrive toutefois qu'un industriel souhaite montrer qu'il ne transige pas avec la sécurité et qu'il le fasse largement savoir, comme lors de ce rappel massif dans 55 pays de barres chocolatées Mars®, Snickers®, et de bonbons Celebrations® en février 2016.

Quelles sont les principales causes des rappels, qui concernent à part à peu près équivalente les produits de marques et de distributeurs ?

– Première cause : les contaminations bactériennes par la listeria, des salmonelles, certains souches d'*Escherichia coli*.

– Deuxième cause : la présence de corps étrangers, des bouts de plastique, voire plus rarement des éléments métalliques.

– Troisième cause : des erreurs d'étiquetage, notamment la présence de produits allergisants non mentionnée.

Généralement, les rappels sont liés à des accidents de fabrication involontaires, mais, dans un certain nombre de cas, il peut s'agir de négligences concernant l'hygiène, et cela ne concerne pas uniquement les produits d'importation.

Les mycotoxines

Les mycotoxines sont des toxines produites par des champignons microscopiques, des genres de moisissures, qui peuvent se multiplier sur de nombreux végétaux, soit en culture, soit pendant la période de stockage. Elles sont favorisées par un climat humide et par un stockage dans de mauvaises conditions, par exemple – pour les céréales – avec un taux d'humidité trop élevé. Les mycotoxines dans les aliments, en particulier dans les céréales et certains aliments dérivés, sont en général présentes en quantité non toxique[4]. La plupart du temps, elles sont donc sans danger pour l'homme dans les pays industrialisés, mais certaines – comme l'aflatoxine[5] – peuvent être cancérogènes. La prévention des contaminations doit se faire au niveau des techniques de production (rotations, choix des variétés) et du stockage.

On peut trouver des mycotoxines aussi bien dans les produits conventionnels que dans les bio. Pendant longtemps, les adversaires du bio ont affirmé que les aliments bio étaient plus contaminés que les autres, parce que cette culture n'utilise pas de fongicides de synthèse. L'examen de la littérature scientifique montre qu'il n'en est rien et qu'il y a même une tendance à une contamination des céréales inférieure en bio.

La contamination par des métaux lourds

Plusieurs métaux – improprement appelés « métaux lourds » – peuvent contaminer les aliments : le plomb, le cadmium, le mercure, l'arsenic et l'aluminium. L'ingestion de mercure est problématique en fonction de la forme chimique ingérée. La pollution par l'aluminium peut ne pas être négligeable dans le cas d'utilisation régulière d'ustensiles de cuisine en contenant, par contact direct. L'ingestion excessive d'arsenic par l'alimentation peut concerner certaines populations asiatiques, car on a trouvé des quantités excessives de cet élément dans des riz provenant de différentes régions dont le sol/ou l'eau d'irrigation en sont riches. Ceux produits en Inde et au Pakistan apparaissent comme les moins atteints (Zavala, 2008). Soulignons toutefois que les riz européens et américains seraient plus pollués que les asiatiques. Compte tenu des faibles quantités de riz consommées en France, la présence d'arsenic ne semble pas poser de problèmes de santé. Les grands consommateurs de riz et de produits dérivés (galettes, sirop de riz) devraient cependant faire attention à l'origine du riz qu'ils consomment.

La contamination par les pesticides

Cette contamination est de loin la plus répandue et la plus préoccupante. D'après le rapport publié chaque année par l'Efsa (European Food Safety Agency, l'Agence sanitaire européenne), environ 1 fruit sur 2 contient des résidus de pesticides quantifiables, et 3 % contiennent des quantités supérieures aux limites maximales de résidus (LMR) considérées comme sans danger. Un chiffre qui fait dire à l'Efsa que les résidus contenus dans les aliments ne posent pas de problème de santé. Mais ces conclusions sont obsolètes pour plusieurs raisons : l'évaluation de la toxicité des pesticides est effectuée molécule par molécule et ne tient compte ni des adjuvants ajoutés dans les préparations commerciales, ni de l'effet « cocktail », c'est-à-dire du fait que nous ingérons chaque jour plusieurs dizaines de substances chimiques, potentiellement à risque, dont plusieurs pesticides. L'autre raison qui rend totalement caduques les normes établies en matière de dose journalière admissible (DJA) de pesticides est la découverte, il y a une vingtaine d'années, des perturbateurs endocriniens.

Après l'interdiction des organochlorés, les fabricants de pesticides ont mis sur le marché de nouvelles familles d'insecticides (organophosphorés, pyréthrinoïdes, néonicotinoïdes et autres) qui ne s'accumulent pas dans l'organisme et sont supposées se dégrader suffisamment rapidement pour qu'on n'en retrouve pas dans les aliments. Dans les faits, on les retrouve dans le sang, dans les cheveux, dans l'urine de nombreuses personnes. Une famille de pesticides, les herbicides (désherbants), a vu son utilisation se développer considérablement. Le plus utilisé d'entre eux, le glyphosate (Roundup®), vient d'être classé cancérogène probable par l'OMS. Un autre, l'atrazine, est interdit depuis, mais est toujours présent dans l'eau de nombreuses communes.

Si l'impact sur la santé du consommateur des résidus de pesticides fait encore l'objet de débats, les effets négatifs sur celle des agriculteurs ne font aucun doute. Leur exposition aux pesticides augmente notamment le risque de leucémies et de cancer de la peau et de la prostate. Il résulte de l'étude Pélagie, réalisée en Bretagne, que les femmes ayant des traces d'atrazine ou d'une de ses formes dégradées dans les urines avaient 50 % de risque supplémentaire d'avoir un enfant de petit poids à la naissance et 70 % de risque supplémentaire d'avoir un enfant avec un petit périmètre crânien à la naissance (Chevrier, 2011). L'impact sur la faune sauvage est tout aussi inquiétant : espèces menacées de disparition, malformations à la naissance, raréfaction des abeilles et autres insectes pollinisateurs. Manger bio limite l'exposition aux résidus de pesticides, une évidence !

La contamination par les additifs alimentaires

La réglementation concernant les additifs alimentaires colorants, conservateurs, anti-oxygène… est ancienne, insuffisamment mise à jour et inadaptée puisque n'est pas étudié, là non plus, l'impact de leurs associations.

Certains additifs sont plus problématiques que d'autres, comme le BHA ou E320 (considéré comme à potentiel cancérogène et soupçonné d'être un perturbateur endocrinien), l'aspartame E951 (la consommation d'une boisson gazeuse light par jour augmenterait le risque d'accouchement prématuré, certaines souches de rats exposés à ce produit développent des cancers du poumon et du foie), et les émulsifiants (E4…), qui ne sont pas toujours bien tolérés sur le plan digestif. De multiples additifs peuvent provoquer des réactions allergiques. En fait, il faudrait les prendre un par un et on s'apercevrait que le bénéfice est peu convaincant par rapport au risque de l'utiliser pour nombre d'entre eux. Toujours est-il que le plus simple est de vous fier aux additifs autorisés en bio, bien que, là aussi, il y ait des limites à leurs usages et que la réglementation pourrait être plus restrictive.

Les 48 additifs autorisés en alimentation bio d'origine naturelle (seuls 4 additifs sont de synthèse, en italique)

Colorants

E153 Charbon végétal
E160B Rocou ou Bixine ou Norbixine (colorant orange)
E170 Carbonate de calcium (colorant blanc)

Conservateurs

E220 Anhydride sulfureux
E223 Métabisulfite de sodium
E224 *Disulfite de potassium*
E250 *Nitrite de sodium*
E252 Nitrate de potassium
E270 Acide lactique
E290 Dioxyde de carbone
E296 Acide malique

Anti-oxydants

E300 Acide ascorbique
E301 Ascorbate de sodium
E306 Extrait riche en tocophérols
E322 Lécithine de soja
E325 Lactate de sodium
E330 Acide citrique
E331 Citrates de sodium
E334 Acide tartrique
E335 Tartrates de sodium
E336 Tartates de potassium
E341 Phosphates de calcium
E392 Extrait de romarin

Agents de texture

E400 Acide alginique
E401 Alginate de sodium
E402 Alginate de potassium
E406 Agar agar
E407 Carraghéanes
E410 Farine de graines de caroube
E412 Gomme guar
E414 Gomme d'acacia
E415 Gomme xanthane
E422 Glycérol
E440 Pectines
E464 *Hydroxypropylmethylcellulose*

Acidifiants

E500 Carbonates de sodium
E501 Carbonates de potassium
E503 Carbonates d'amonium
E504 Carbonates de magnésium
E509 Chlorure de calcium
E524 *Hydroxyde de sodium*
E551 Talc

Additif gazeux

E938 Argon
E939 Hélium
E941 Azote
E948 Oxygène

L'élevage industriel, responsable de résistances aux antibiotiques

La résistance aux antibiotiques est devenue un problème majeur en médecine vétérinaire et humaine. Or, de nombreux antibiotiques sont utilisés à la fois chez l'homme et pour les animaux d'élevage. Près de 1 000 tonnes d'antibiotiques sont utilisés chaque année en France dans les élevages. Certes, l'ajout d'antibiotiques à la ration des animaux d'élevage pour favoriser leur croissance est maintenant interdit, mais les concentrations d'animaux dans les élevages industriels augmentent les risques de maladies, d'où le recours fréquent à des antibiotiques. Plusieurs études ont montré que la présence de bactéries résistances est beaucoup plus fréquente dans les élevages conventionnels que dans les élevages bio. Un plan national de réduction des risques d'antibiorésistance en médecine vétérinaire a été lancé en 2011 avec pour objectif de réduire de 25 % l'utilisation des antibiotiques en 2017. Un progrès, certes – si l'objectif est atteint –, mais qui ne suffira pas à éliminer le risque de transmission à l'homme de bactéries résistantes aux antibiotiques en élevage.

SE PROTÉGER DES MALADIES

Cancers

Avec 1 000 nouveaux cas de cancers diagnostiqués en France chaque jour et l'estimation moyenne que 40 % des Occidentaux auront un cancer au cours de leur vie[6], il est plus que légitime de se préoccuper de cette déferlante. Heureusement, les soins médicaux sont de plus en plus efficaces, mais il importe de tout mettre en œuvre, individuellement et collectivement, pour inverser cette évolution. L'apparition de cancers est liée à un défaut de neutralisation des mutations aléatoires survenant au sein de cellules qui sont endommagées. Ces cellules qui deviennent « cancéreuses » se divisent et prolifèrent, induisant la formation de tumeurs. Si différentes causes peuvent expliquer l'apparition de cancers, vous pouvez agir sur un certain nombre de paramètres, heureusement les plus importants hiérarchiquement, pour prévenir leur apparition et les risques de récidive.

Les idées reçues : démêler le vrai du faux

« Plus on avance en âge, plus le risque de mutation et d'apparition de cancer augmente » : vrai, mais à fortement nuancer. Une petite partie du risque d'apparition des cancers est liée à l'âge (estimé à 15 %), mais les cancers se développent actuellement chez les personnes de plus en plus jeunes, notamment les enfants et adolescents, avec une augmentation de 1,5 % par an depuis 30 ans. On incrimine pour partie des facteurs environnementaux, dont l'exposition à divers produits toxiques, notamment lors de la période fœtale, le placenta laissant passer un grand nombre de substances chimiques extrêmement suspectes.

« L'hérédité est la source principale d'apparition des cancers » : faux. Si elle joue un rôle, il est bien moins important que ce que l'on pensait. Selon certaines estimations, les causes génétiques, héréditaires, ne représenteraient pas plus de 5 % des cancers. Bien sûr, il peut exister des « prédispositions » familiales, un « terrain », notamment pour les cancers du sein, du colon et du rectum, de la thyroïde. On recherche d'ailleurs des gènes de prédisposition comme le BRCA 1 (Breast Cancer n° 1) pour le cancer du sein ou le MEN 1 (Néoplasie endocrinienne multiple n° 1) pour le cancer de la thyroïde. Des tests de génétique moléculaire permettent de définir des thérapeutiques ciblées pour les personnes porteuses de cancer, l'intérêt résidant dans le fait que l'on détermine ainsi les personnes répondant à un traitement donné. Il s'agit d'un progrès considérable par les biothérapies, qui sont appelées, bien sûr, à se développer. L'ensemble des données scientifiques permet d'affirmer que le cancer n'est pas une maladie héréditaire, mais bien plurifactorielle, dont une part significative provient de facteurs environnementaux.

« L'influence des hormones et du surpoids n'est pas à négliger » : vrai. Un excès d'imprégnation en hormones de type œstrogènes favorise l'apparition de cancers, dont ceux du sein. À chaque cycle, le corps est inondé d'œstrogènes, et actuellement la moyenne pour une femme est de 350 cycles (les femmes avaient avant plus d'enfants, ce qui réduisait le nombre de cycles menstruels, que l'on peut estimer à 150 pour une vie), sans parler des pubertés précoces induites par l'exposition – involontaire – à certains types de perturbateurs endocriniens.

Le surpoids et l'obésité sont aussi des facteurs favorisant l'apparition de cancers, car le tissu adipeux se comporte comme un organe endocrine (une femme obèse peut avoir un taux circulant d'œstrogènes jusqu'à 40 % supérieur à celui d'une femme non obèse[7]. Ainsi, on considère qu'une femme obèse peut avoir jusqu'à 2,5 fois plus de risques d'avoir un cancer du sein.

« Une activité physique insuffisante peut jouer » : vrai. Le manque d'activité physique, au-delà du surpoids et de l'obésité, est un facteur bien identifié favorisant l'apparition de cancers. Différentes études indiquent que quelques heures hebdomadaires, de 5 à 10, suffisent à réduire de façon significative l'apparition de certains cancers, notamment ceux du sein, de l'utérus, de la prostate. Il suffit de vous mettre à l'activité physique de votre choix !

« Le rôle du hasard » : faux. Parfois est incriminé le « hasard », qui expliquerait jusqu'à 60 % des cas de cancer. Or, dans ce type d'évaluation n'est pas pris en compte, ou insuffisamment, l'impact des facteurs environnementaux. Ce « hasard » est évoqué pour masquer ce que la science ignore encore, mais surtout, malheureusement, la non-prise en considération de l'impact de différents composés toxiques de l'environnement. Certains virus peuvent également agir indirectement en « préparant » le terrain ; cela est bien identifié pour le virus de l'hépatite C, qui favorise l'apparition de cirrhoses (non alcooliques), qui peuvent dégénérer en cancer du foie (hépatocarcinome). Une bactérie, *Helicobacter pylori*, est quant à elle responsable des ulcères de l'estomac, mais aussi de 80 % des cancers de l'estomac, d'où l'importance de correctement l'éradiquer. D'autres virus ou bactéries pourraient également agir au niveau des intestins et favoriser certains cancers.

« Une mauvaise alimentation est responsable de 30 % des cancers » : vrai. Il s'agit du chiffre officiel, qui est d'ailleurs sous-estimé. Une alimentation déséquilibrée, notamment trop riche en sucre, en viande grillée, pauvre en fruits et légumes, favorise des déficits d'apports en vitamines, en fibres et l'absorption d'éléments toxiques. Elle modifie également la composition de la flore intestinale, élément clé de bonnes défenses immunitaires.

« L'influence du mental aide à guérir » : vrai. Le « moral » joue un rôle fondamental. Des traitements sont d'autant plus efficaces que le mental et la volonté de lutter contre la maladie sont présents.

Que dois-je manger ?

Le fait que certaines études relatives à l'impact de la consommation de légumes sur le cancer ne montrent pas toujours d'effet protecteur s'explique par le fait que, chez de nombreux consommateurs, la majorité des légumes consommés appartiennent à des espèces peu concentrées en anti-oxydants, comme la tomate, la carotte ou l'endive (voir plus haut). D'autant que les fruits et légumes sont aujourd'hui pour la plupart bourrés d'eau, alors que nos ancêtres consommaient des produits bien plus riches en anti-oxydants, comme par exemple les choux (dans presque toute l'Europe), l'ail (dans le Midi).

Les légumes les plus efficaces pour inhiber la multiplication des cellules cancéreuses sont les crucifères, et en particulier les choux, en raison de leur richesse en glucosinolates, les liliacées (oignon, ail, poireau) et les chénopodiacées (épinard, betterave rouge). Par contre, les trois légumes les plus consommés en France – tomate, carotte et endive – figurent parmi ceux ayant le potentiel inhibiteur le plus faible. Sur le plan alimentaire, plusieurs études épidémiologiques ont confirmé l'efficacité des crucifères dans la prévention de multiples cancers (prostate, estomac, ovaires, sein, poumon, colon, pancréas) ou pour limiter les rechutes. Selon les études, la diminution du risque variait de 10 % à 25 %. D'après une méta-analyse (Zhou, 2013), les alliacées, et plus particulièrement l'ail, réduiraient de 23 % en moyenne le risque de cancer de la prostate. Ces données confirment des observations faites *in vitro*.

Pourcentage d'inhibition (*in vitro*) des cellules cancéreuses par différents légumes

Légume	% d'inhibition des cellules cancéreuses
Chou frisé (kale)	100 %
Brocoli	100 %
Chou de Bruxelles	100 %
Ail	100 %
Oignon	100 %
Poireau	100 %
Betterave rouge	100 %
Épinard	99 %
Chou vert	97 %
Chou rouge	94 %
Haricot vert	84 %
Asperge	71 %
Rutabaga	71 %
Céleri branche	70 %
Potiron	53 %
Chicorée rouge (Trévise, Vérone)	44 %
Pomme de terre	25 %
Tomate	16 %
Radis	4 %

Légume	% d'inhibition des cellules cancéreuses
Fenouil	2 %
Aubergine	1 %
Carotte	1 %
Laitue	0 %
Endive	0 %

Source : Boivin, 2009

Certaines études récentes ont cependant minimisé ce rôle protecteur, sans doute parce qu'elles ont considéré les fruits et les légumes globalement, sans faire de différences entre les espèces. Or, l'effet antiprolifératif vis-à-vis des cellules cancéreuses varie énormément d'un légume et d'un fruit à l'autre. Parmi les fruits les plus efficaces en matière d'inhibition des cellules cancéreuses, on compte la plupart des baies, suivies des pommes, du raisin noir et des fraises. Viennent ensuite, par ordre d'efficacité décroissante : l'ananas, la banane, la pêche, le citron, l'orange, la poire et le pamplemousse. Des données qui confirment l'intérêt exceptionnel des baies ainsi que le bien-fondé du proverbe anglais bien connu : « une pomme par jour éloigne le médecin pour toujours ». À surtout bien choisir en bio pour éviter le risque de présence de résidus de pesticides.

La question récurrente de la supplémentation en compléments alimentaires à visée anti-oxydante sous forme de gélules se pose. Si les anti-oxydants sont bons pour la santé, penser que les prendre sous forme de compléments est bénéfique relève paradoxalement, a priori, d'une erreur d'interprétation. Des effets négatifs des compléments ont été démontrés, notamment avec les caroténoïdes (bêta-carotène), puisque, à doses élevées sous forme de compléments alimentaires, ils majorent des risques de récidive de cancer du poumon. Des surdosages peuvent survenir et nombre des micronutriments proposés l'ont été à partir d'extraction de solvants chimiques dont on ignore généralement la composition. Dans les aliments, les anti-oxydants présents sont naturels, les risques de surdosage inexistants et leur efficacité tient au fait que les différentes molécules présentes interagissent entre elles pour protéger les cellules. Il existe une synergie d'action bénéfique.

AVC

Les AVC ou accidents vasculaires cérébraux sont souvent perçus comme un événement soudain, alors qu'il s'agit d'un processus généralement lent d'altération progressive des artères du cerveau jusqu'à ce qu'apparaisse le cataclysme. Lorsqu'il survient, l'expression est brutale et d'intensité très variable en fonction de la zone du cerveau atteinte. Le manque d'irrigation peut induire des paralysies, des troubles du langage, de l'écriture, des altérations de la mémoire… Il existe deux grands types d'AVC : ceux dits « ischémiques », où un caillot de sang ou une plaque d'athérome se détachent et vont boucher une artère du cerveau, et qui sont les AVC les plus fréquents, 80 % des cas ; et ceux dits « hémorragiques », 20 % des cas, liés à une rupture d'une artère du cerveau parfois secondaire à un anévrisme (dilatation anormale d'une artère) ou à une malformation des artères inconnue. Ces affections concernent en moyenne 130 000 personnes par an en France, soit un AVC toutes les quatre minutes ! 77 000 personnes auront des séquelles jusqu'à la fin de leur vie, dont 30 000 avec des séquelles lourdes, 33 000 en décèdent, 20 000 autres récupèrent, mais sont fragilisées, avec des risques de récidive ou d'infarctus du myocarde. Plus la prise en charge est précoce, plus il sera facile de désobstruer l'artère atteinte par un mécanisme dit de « thrombolyse », mais il est indispensable que celle-ci se fasse au plus tard dans les 4 heures 30 suivant le début de l'AVC.

La démarche préventive est essentielle, soit en prévention primaire, c'est-à-dire avant qu'apparaisse un tel événement, soit aussi en prévention secondaire, lorsqu'un AVC s'est déjà produit ou un accident ischémique transitoire (AIT), car il n'est jamais trop tard pour bien faire…

Les idées reçues : démêler le vrai du faux

« Les AVC ne touchent que les personnes âgées » : faux. On observe depuis 10 ans une augmentation du taux d'AVC (plus 14 %) chez les personnes avant 65 ans.

« Les AVC concernent plus les hommes que les femmes » : faux. Actuellement, on observe une augmentation des AVC chez les femmes.

« Le risque augmente si, dans la famille, il y a déjà eu des accidents vasculaires cérébraux » : vrai. Si un proche parent a eu une maladie cardiovasculaire du type infarctus ou AVC, votre risque augmente, mais ce n'est pas non plus une fatalité, et vous pouvez agir sur différents paramètres, le mode de vie et d'alimentation étant tout à fait fondamental.

« Le tabagisme augmente le risque d'AVC » : vrai. On considère que le fait de fumer multiplie par deux le risque d'AVC et favorise les processus d'athérosclérose et de formation de caillots.

« Le manque d'activité physique est un facteur majeur d'apparition des AVC » : vrai. On estime que les personnes qui font régulièrement un exercice physique réduisent de moitié le risque d'avoir un événement vasculaire défavorable du type AVC ou infarctus du myocarde. C'est en effet celui-ci qui permet d'optimiser le fonctionnement cardiovasculaire et de limiter la formation de l'athérosclérose. Les recommandations portent sur l'équivalent d'une marche de 20 kilomètres par semaine en sachant que c'est la durée de l'activité physique qui semble plus bénéfique que son intensité. Toutefois, une méta-analyse portant sur 650 000 adultes (Li, 2012) a conclu que, par rapport à une activité physique de loisir faible, une activité forte diminuait le risque de maladies cardiovasculaires et d'AVC de 20 %

à 30 % chez les hommes et de 10 % à 20 % chez les femmes, toutes les études allant dans le même sens.

« Il existe des signes prémonitoires avant l'apparition d'un AVC » : vrai dans la majorité des cas. Des études parues fin 2015 démontrent que la survenue d'un AVC est précédée, au cours des quatre semaines avant l'accident, de différents symptômes, ce qui est également le cas des infarctus cardiaques : « La moitié des victimes d'événements (cardiaques) s'en étaient plaintes dans les semaines précédentes avec, pour 93 % d'entre elles, la récidive des symptômes dans les 24 heures avant l'accident cardiaque », explique le docteur Eloi Marijon, cardiologue à l'Université de Paris-Descartes. Insistons sur le fait des malaises, des sensations de vertige inopinées, voire des sueurs, en plus de maux de tête, sont des signes majeurs à prendre en considération.

« Le manque de sommeil favorise l'apparition des AVC » : vrai. Le manque de sommeil et ses troubles peuvent multiplier jusqu'à 4 le risque d'AVC (Gafarov, 2015).

Que dois-je manger ?

En matière d'AVC et de maladies cardiovasculaires, une méta-analyse (He, 2007) a montré que le risque était diminué de 17 % pour les personnes consommant plus de 5 portions de fruits et légumes par jour (approche globale de fruits et légumes frais et cuits) par rapport à ceux qui en consomment moins de 3. Une autre étude (Bazzano, 2002) portant sur 9 800 personnes, avec un suivi pendant 19 ans, a conclu que le fait de consommer 3 portions de fruits et légumes par jour diminuait, par rapport à ceux qui en consommaient moins de 1, le risque de mortalité par AVC de 42 % et par maladie cardiaque de 27 %. De nombreuses autres études ont confirmé le rôle protecteur d'une consommation régulière de fruits et de légumes vis-à-vis des maladies cardiovasculaires et des AVC.

Diabète

On estime que 4 millions de Français présentent un diabète, avec une évolution spectaculaire au cours des dernières années, puisque la prévalence de la maladie est en augmentation continue avec une hausse de 5,4 % par an entre 2000 et 2011.

Le diabète de type 2 est défini selon les recommandations officielles (Haute Autorité de santé) par : « une glycémie (taux de sucre dans le sang) supérieure à 1,26 g/l (7,0 mmol/l) après un jeûne de 8 heures et vérifiée à deux reprises ou la présence de symptômes de diabète (polyurie [nécessité d'uriner très souvent], polydipsie [besoin de boire énormément], amaigrissement) associée à une glycémie (sur plasma veineux) supérieure ou égale à 2 g/l (11,1 mmol/l) ; ou une glycémie (sur plasma veineux) supérieure ou égale à 2 g/l (11,1 mmol/l) 2 heures après une charge orale de 75 grammes de glucose (critères proposés par l'Organisation mondiale de la santé). Le diabète de type 2 provoque des complications microvasculaires (rétinopathie, néphropathie et neuropathie) et macrovasculaires (infarctus du myocarde, artérite et accident vasculaire cérébral) ».

Les idées reçues : démêler le vrai du faux

« Le diabète n'est dû qu'à l'excès de consommation de sucre » : partiellement faux. Il s'agit avant tout d'une maladie du pancréas : la sécrétion d'insuline est défaillante et n'arrive plus à faire diminuer le taux de sucre dans le sang, ou n'est plus assez efficace pour le réaliser. C'est cette défaillance et l'insulinorésistance qui provoque l'augmentation de la glycémie. Mais il existe de nombreux facteurs le favorisant, dont la sédentarité et la surconsommation alimentaire. Dans ce cadre, l'excès de consommation de produits sucrés (sucres ajoutés) est préjudiciable.

« Les polluants chimiques favorisent l'apparition du diabète » : vrai. Les polluants et contaminants chimiques de type perturbateurs endocriniens, en modifiant le métabolisme, favorisent l'apparition de diabètes de type 2. Ces facteurs environnementaux peuvent expliquer en grande partie l'explosion foudroyante du nombre de personnes diabétiques.

« Quand on est diabétique, on ne doit plus consommer de sucre du tout » : faux. Il y a plusieurs types de sucre et tout dépend de l'index glycémique (p. 32). La consommation de fruits est autorisée avec quelques limites (voir *infra*). En revanche, la consommation de produits industriels avec sucre ajouté est à bannir.

« Les plats salés ne posent pas de problème » : faux. Les plats salés industriels peuvent contenir du sucre, celui-ci étant pour partie masqué par le goût salé. Une hypertension artérielle est assez souvent associée au diabète, inutile de la renforcer par un excès de consommation de sel.

« On peut remplacer le sucre par les édulcorants[8] » : faux. La consommation des édulcorants comme substituts du sucre contribue à maintenir, voire à renforcer, l'appétence pour le goût sucré et leur intérêt pour le contrôle du poids et du diabète n'a pas été démontré sur le long terme. De plus, les interactions entre les édulcorants et les médicaments antidiabétiques sont imparfaitement connues, et des études de toxicologie incitent à la prudence d'utilisation pour certains d'entre eux.

Que dois-je manger ?

Faites bien la différence entre les produits alimentaires avec sucres ajoutés (boissons, certains desserts laitiers…), dont il est indispensable de très fortement limiter la consommation, et les aliments naturellement sucrés comme les fruits, qui apportent de nombreuses vitamines, éléments minéraux et fibres. Vous pouvez les consommer librement avec quelques exceptions. D'une part, modérez la consommation des fruits les plus sucrés : ananas, banane, raisin, mangue. D'autre part, celle des légumes cuits les plus sucrés : betterave, carotte, chou de Bruxelles, pommes de terre en purée, flocons (et frites). Les aliments à privilégier sont ceux à index glycémique le plus faible (qui limite l'augmentation du taux de sucre dans le sang). Attention, la cuisson augmente l'index glycémique des légumes et féculents. Préparez donc les pâtes, le riz et les légumes de préférence *al dente*, c'est-à-dire pas trop cuits et légèrement craquants.

On sait que le raffinage des céréales les appauvrit considérablement en constituants bénéfiques, notamment en fibres, minéraux et polyphénols. Une étude (Ye, 2012) a montré qu'une consommation, même modérée (50 à 80 g par jour) de céréales complètes diminuait le risque de diabète de 26 % et celui de maladies cardiovasculaires de 21 %. Dans une autre étude, récente, menée en Scandinavie sur 120 000 personnes (Johnsen, 2015), le taux de mortalité des plus gros consommateurs de céréales complètes (4e quartile) par rapport aux plus faibles consommateurs (1er quartile) était diminué de 32 % pour les hommes et de 25 % pour les femmes. Une méta-analyse, également très récente (Chanson-Rolle, 2015) a conclu qu'une consommation de 45 grammes de céréales complètes (riz complet, pain complet et aux multicéréales, pâtes complètes...) par jour réduisait le risque de diabète de type 2 de 20 % par rapport à une consommation de 7,5 grammes.

Fruits, légumes et céréales

– Crudités : 1 portion par jour au minimum.

– Fruits : 2 à 3 par jour.

– Légumes modérément cuits à chaque repas. Associer les légumes à feuille à une portion de féculents à l'un des repas (150 grammes cuits en moyenne, soit environ 3 cuillères à soupc).

– Pain aux multicéréales ou complet : 20 à 100 g en moyenne, soit 1 à 5 tranches de pain (= une demi-baguette) selon le degré d'activité physique.

Pour les trois maladies, retenir l'importance de :

- **la bonne observance de la prise de médicaments et de plantes[9] en soin de support ;**
- **le respect d'une alimentation adaptée et équilibrée ;**
- **et la pratique une activité physique régulière.**

4

Manger écologique

Notre façon de consommer la nourriture contribue fortement au réchauffement climatique et à la pollution. Cette assertion peut vous paraître exagérée, pourtant, sachez que notre assiette représente un tiers de toutes les émissions de gaz à effet de serre (GES). Comment pouvons-nous avoir une alimentation à la fois saine et source de plaisir, et bonne pour la planète ? Nous allons voir qu'en vérité les deux sont liés.

LA RESPONSABILITÉ DE L'AGRICULTURE

L'agriculture produit trois gaz principalement impliqués dans l'effet de serre. Le gaz carbonique (CO_2) représente 15 % des gaz à effet de serre résultant de l'agriculture. L'élevage, les vaches et leurs émissions de méthane (CH_4) ont un rôle important dans les émissions de gaz à effet de serre. Le troisième gaz, qu'il ne faut pas sous-estimer, est le protoxyde d'azote (N_2O), émis à 75 % par l'agriculture, qui contribue presque autant au réchauffement que le méthane. Si ces deux gaz – méthane et protoxyde d'azote – sont émis en quantités plus faibles que le CO_2 au total, à eux deux ils sont responsables de 25 % du réchauffement, sachant que 1 kilo de méthane y contribue 34 fois plus et 1 kilo de protoxyde 300 fois plus que 1 kilo de CO_2. Les émissions de l'agriculture se répartissent approximativement ainsi :

Gaz carbonique :	15,5 % des émissions de l'agriculture
dont :	
fabrication des intrants (engrais, pesticides) :	7 %
mécanisation :	6,5 %
autres :	2 %
Méthane :	47 % des émissions de l'agriculture
dont :	
fermentation entérique des ruminants :	34,5 %

fermentation des effluents (fumier, lisier) :	12,5 %
Protoxyde d'azote :	37,5 % des émissions de l'agriculture
dont :	
fabrication des engrais :	5,5 %
émission par les sols :	31,5 %
bâtiments d'élevage :	0,5 %

Le gaz carbonique (CO_2)

Contrairement à cc qu'on pourrait penser, les tracteurs, moissonneuses-batteuses et autres machines agricoles ne représentent que moins de la moitié des émissions de CO_2 de l'agriculture, et moins que la fabrication des intrants (engrais, pesticides), et plus particulièrement de celle des engrais azotés. À moins de revenir au cheval de labour ou d'inventer le tracteur électrique, les possibilités de réduire les émissions de CO_2 des machines agricoles sont limitées, mais elles existent. Il s'agit de :

– moins travailler le sol (suppression du labour, travail superficiel ou non-travail du sol) ;

– réduire la vitesse de travail : labourer à 4 kilomètres/heure au lieu de 8 kilomètres/heure prend certes deux 2 fois plus de temps, mais consomme 2 fois moins de gasoil ;

– améliorer le rendement des moteurs ;

En supprimant, comme le fait l'agriculture biologique, l'utilisation de la plupart des intrants, en particulier des engrais azotés chimiques, cette agriculture permet de faire l'économie des émissions de CO_2 lors de leur fabrication[1]. Pour cette raison, l'agriculture biologique émet en grande culture jusqu'à moitié moins de CO_2 que la conventionnelle.

Le sol est le plus grand réservoir de carbone de la planète, un réservoir qui peut se vider ou se remplir – au fil des années – selon la manière dont on le cultive. Et c'est là que le consommateur intervient, en décidant ou non de manger des aliments dont la production enrichit le sol en carbone. Cela dépend à la fois du type d'aliments et de la manière dont ils sont produits. Pour les végétaux, il faut privilégier des systèmes de production avec des rotations incluant des légumineuses et des engrais verts, ces derniers étant des cultures intermédiaires qui ne sont pas destinées à être récoltées, mais sont enfouies dans le sol en vue de l'enrichir en éléments fertilisants et en carbone (vesce, seigle, sarrasin, radis fourrager, etc.) et, si possible, avec des apports organiques. Ces systèmes qui enrichissent le sol en carbone sont notamment utilisés en agriculture biologique. À l'inverse, les systèmes céréaliers sans apports organiques et sans légumineuses ont tendance à appauvrir le sol en carbone. En moyenne, la conversion du conventionnel au bio permet de stocker chaque année environ 400 kilos d'azote, soit l'équivalent de 1 500 kilos de CO_2 par hectare.

Un intéressant programme international de recherche, appelé « 4 pour 1 000 », a été lancé en France en 2015. Cette appellation un peu sibylline est issue d'un constat fait par les spécialistes du sol : il suffirait de stocker chaque année 200 kilos de carbone par hectare sur toutes les surfaces de la planète en cultures ou en prairies pour compenser la totalité des émissions de CO_2 non absorbées par les océans et la végétation. Or, le CO_2 représente 75 % de la totalité des émissions de gaz à effet de serre. 200 kilos de carbone, c'est 4 pour 1 000 de la teneur moyenne des sols en cet élément. De nombreuses expériences montrent qu'on peut stocker beaucoup plus en milieu tropical, par exemple 2 à 4 tonnes par hectare par an, en améliorant les prairies dégradées. Cet objectif est donc techniquement réalisable. Il manque seulement la volonté politique. Cela ne dispense pas de la nécessité de réduire drastiquement les émissions de tous les gaz à effet de serre, et en particulier de CO_2, car cette capacité de stockage a une durée limitée, estimée entre 30 et 50 ans, au-delà de laquelle la teneur du sol en carbone arrive à un nouvel équilibre et cesse d'augmenter.

Les moyens de stocker du carbone dans les sols sont nombreux. Beaucoup d'entre eux (les 9 premières lignes du tableau ci-dessous) ne remettent pas fortement en cause le mode de production dominant, mais permettent cependant, lorsqu'ils sont mis en œuvre, la séquestration chaque année d'une quantité significative. Les lignes suivantes exigent des modifications plus importantes des modes de production, mais sont aussi, pour la plupart, plus efficaces.

Technique agricole	Potentiel de stockage par ha et par an exprimé en kilos de CO_2 par ha et par an (1 kilo de carbone = 3,67 kilos de CO_2)
1. Augmentation à 5 ans de la durée des prairies temporaires	500 kilos
2. Semis direct (sans travail du sol)	550 kilos
3. Plantation de haies en cultures annuelles	550 kilos
4. Plantation de haies en prairies	900 kilos
5. Cultures intercalaires (dont engrais verts) en grande culture	880 kilos
6. Enherbement des vignes	1 170 kilos
7. Enherbement des vergers	1 800 kilos
8. Intensification modérée des prairies peu productives	1 430 kilos
9. Désintensification des prairies très intensives	1 500 kilos
10. Agroforesterie	1 100 kilos
11. Cultures associées	500 à 1 000 kilos (estimation)
12. Conversion de cultures annuelles en prairies permanentes	1 830 kilos
13. Conversion de cultures annuelles en forêt	1 830 kilos
14. Conversion à l'agriculture biologique	1 500 kilos
15. Réhabilitation de prairies dégradées en milieu tropical	7 000 à 10 000 kilos

La quantité pouvant être séquestrée dans les sols français dépend évidemment du nombre d'agriculteurs qui mettraient en pratique ces techniques. Hypothèse haute : 50 % des agriculteurs se convertissent au bio, 50 % des viticulteurs et des arboriculteurs optent pour l'enherbement, 30 % des agriculteurs plantent des haies, 2 millions d'hectares de cultures sont transformés en prairies, 50 % des agriculteurs conventionnels en cultures annuelles introduisent des cultures intercalaires et 5 millions d'hectares de cultures annuelles sont gérés en agroforesterie. La séquestration de carbone dans le sol serait chaque année d'environ 8,9 millions de tonnes, soit 32,6 millions de tonnes de CO_2, c'est-à-dire 31 % des émissions de l'agriculture. Si l'on y ajoute le carbone séquestré dans les arbres (2 tonnes/ha/an), soit 37 millions de tonnes, les ⅔ des émissions de l'agriculture seraient compensés, mais pas la totalité des émissions de CO_2 de la France, contrairement à ce que certains peuvent dire. Hypothèse basse : si l'on divise par deux le nombre d'hectares concernés par les modifications ci-dessus, on diminue encore de 15,5 % les émissions de l'agriculture en ne comptant que la séquestration dans le sol et de ⅓ si l'on y ajoute le carbone séquestré dans les arbres.

Ainsi, le potentiel est considérable. Il est cependant difficile à chiffrer, compte tenu des différences de sol, de végétation et de climat. Mais si tout le potentiel était utilisé, on pourrait sans doute, au niveau mondial, compenser la totalité des émissions qui ne sont pas déjà absorbées par les océans et par la végétation. Le potentiel est d'autant plus important que, dans de nombreuses régions, le sol a été considérablement appauvri en matière organique, donc en carbone (qui constitue 58 % de la matière organique) par le déboisement et/ou des pratiques agricoles intensives sans restitution de matière organique. Il faudrait bien entendu en même temps arrêter rapidement la déforestation, qui est responsable à elle seule de 10 % des émissions de gaz à effet de serre.

Le méthane (CH_4)

Les spécialistes ont considéré jusqu'à une époque récente que 1 kilo de méthane contribuait 23 fois plus au réchauffement climatique que 1 kilo de CO_2. Un chiffre qui a été revu à la hausse dans le dernier rapport du GIEC (le groupe d'experts intergouvernemental sur l'évolution du climat) ; pour être précis, 28 fois plus, auxquels il faut ajouter les effets indirects : diminution de la photosynthèse, donc de la quantité de CO_2 captée par les plantes, d'où un pouvoir de réchauffement global du méthane 34 fois plus élevé que celui du CO_2, ce qui est loin d'être négligeable.

Mais ce n'est pas tout. L'impact des différents gaz à effet de serre est calculé à l'horizon de 100 ans, durée moyenne de la présence dans l'atmosphère du CO_2 émis. Or, la présence du méthane dans l'atmosphère ne dépasse pas 40 ans, donc son impact à court terme est très supérieur à celui calculé. À l'horizon de 10 ans (soit 2026), le pouvoir de réchauffement global du méthane est non pas 34 fois, mais 104 fois plus élevé que celui du CO_2. Ainsi, si l'on diminue aujourd'hui de 1 kilo les émissions de méthane, le résultat sera le même en 2026 que si on avait diminué de 104 kilos les émissions de CO_2. Réduire les émissions de méthane est donc une priorité absolue.

Le méthane est en grande partie « la faute » aux vaches et, dans une mesure bien moindre, aux moutons et aux chèvres. Les ruminants ont en effet un tube digestif très particulier, avec un estomac constitué de quatre poches, dont la dernière et la plus grande – la panse – est le siège d'une activité microbienne intense, productrice de grandes quantités de méthane, un gaz émis dans toutes les fermentations anaérobies (en absence d'air). Il s'agit d'un processus naturel inhérent à la physiologie des ruminants. Une vache en émet environ 100 litres par jour ! D'un certain point de vue, le méthane est la meilleure des choses et parfois la pire aussi. La meilleure, puisqu'il nous permet de nous chauffer, à la condition d'être produit à partir de matières organiques renouvelables, par le processus de la méthanisation. La pire lorsqu'il s'échappe sans être brûlé, car c'est un puissant gaz à effet de serre. Or, ses principales sources – en agriculture et en élevage – sont les fermentations dans la panse des ruminants, dites fermentations entériques et, dans une moindre mesure, celles des effluents d'élevage (fumier, purin, lisier) lorsqu'ils se trouvent en conditions anaérobies et des rizières. La principale source en France est la première. Un phénomène qui suscite de vifs débats entre les « pro-vaches » et les « anti-vaches », chacun avançant de bons arguments pour défendre sa position.

Le moyen le plus radical pour émettre moins de méthane est de réduire le nombre de ruminants, donc notre consommation de leur viande et de produits laitiers, et ce bien sûr, à l'échelle mondiale. Les populations des pays occidentaux mangent globalement trop de viande, trop pour la santé, trop pour nourrir toute la planète si le modèle des pays occidentaux continue à se développer : selon le type de viande, 3 à 10 fois plus de surface sont nécessaires pour produire la même quantité de calories et de protéines sous forme de viande que d'aliments végétaux. Ce qui s'est produit dans les pays occidentaux se passe actuellement en Chine, où l'on est passé en trois décennies d'une consommation de 14 kilos de viande par habitant et par an à 65 kilos. En France, nous en sommes à 88 kilos, le pic ayant eu lieu en 1994, avec 91 kilos. Depuis, une prise de conscience progressive de l'intérêt des végétaux s'est manifestée et les marqueurs sociaux ont évolué. En matière de réchauffement climatique, une publication de la FAO (organisation des Nations unies pour l'alimentation et l'agriculture) a affirmé il y a quelques années que l'élevage était responsable à lui seul de 18 % de la totalité des émissions de gaz à effet de serre. Une affirmation qui a été par la suite revue à la baisse.

Comme chacun sait, il y a deux grandes familles de vaches : celles élevées pour produire du lait (les races dites « laitières ») et celles élevées pour produire de la viande (les races dites « à viande »). Auxquelles il faut ajouter les races dites « mixtes », élevées pour produire à la fois du lait et de la viande. Certes, les vaches des races laitières donnent aussi de la viande, indirectement celle de leurs veaux mâles et celle de leurs veaux femelles qui ne sont pas conservés pour le renouvellement du troupeau, et directement lorsqu'elles sont « réformées », c'est-à-dire conduites à l'abattoir après leur très courte vie productive (2 ans et demi à 3 ans en moyenne). Une vache devrait vivre plus longtemps que cela. Jadis, elles vivaient jusqu'à 12 ou 15 ans, mais, aujourd'hui, leur organisme est tellement surmené qu'elles sont bonnes à conduire à l'abattoir lorsqu'elles ont fait 2 ou 3 veaux.

Leur alimentation varie beaucoup selon le système de production adopté par l'éleveur. Dans les élevages intensifs, elle peut être faite à 100 % d'ensilage de maïs et de tourteaux de soja. Dans d'autres élevages, une proportion variable d'herbe ou de foin est donnée, selon la saison, en plus des concentrés à base de céréales et de tourteaux. Dans les élevages à l'herbe, cette dernière constitue l'essentiel, voire la totalité, de leur alimentation. La qualité de leur lait est élevée et leur contribution au réchauffement climatique est réduite. Si tous les ruminants étaient nourris à l'herbe – et principalement avec l'herbe des prairies permanentes –, y compris pendant la période d'engraissement, on pourrait diviser par 2 ou 3 la consommation de leur viande sans qu'un seul hectare de prairie permanente ou de parcours de montagne cesse d'être entretenu.

Donc, oui, il faut des vaches, mais le consommateur de viande de bœuf et de produits laitiers contribuera moins au réchauffement climatique s'il les choisit provenant d'élevages à l'herbe. Avec deux autres avantages : une meilleure qualité de la viande et du lait, beaucoup plus riches en oméga-3, et un incontestable progrès en matière de bien-être animal. N'oublions pas que, si l'on continue, malgré tout, à nourrir beaucoup de vaches – en particulier laitières – avec des aliments concentrés, c'est tout simplement parce que cela permet de produire davantage à un coût généralement inférieur.

En dehors de la solution la plus radicale – moins de viande consommée, donc moins de ruminants –, il est aussi possible de participer à diminuer les émissions de méthane :

1) **Au niveau des agriculteurs** :

– en ajoutant des oléagineux à l'alimentation des ruminants, ce qui permet une réduction des émissions d'environ 25 % ;

– en évitant les excès d'azote dans la ration ;

– en alimentant les ruminants à l'herbe et en réduisant les apports d'azote sur les prairies et autres cultures fourragères. Les émissions nettes de gaz à effet de serre (émissions moindres de méthane et stockage de carbone) sont inférieures de 20 % à 40 % dans les élevages à herbe que dans ceux avec une alimentation à base de concentrés. Rappelons en effet que, contrairement aux champs de maïs, les prairies stockent du carbone, et cela peut compenser en partie les émissions de méthane par les animaux.

2) **Au niveau des pouvoirs publics** :

– labelliser la production de viande ou de lait à l'herbe pour que le consommateur puisse clairement les identifier ;

– aider à une augmentation des conversions au bio ;

– encourager, comme source de protéines alternative aux protéines animales, la consommation humaine et animale de légumineuses et donc leur production par les agriculteurs.

3) **Au niveau du consommateur** :

– réduire fortement sa consommation de viande de ruminants (vaches, agneaux, chèvre). Si l'on divise par 2 sa consommation de viande de ruminants, et si l'on diminue celle de produits laitiers, on réduit de 20 % les émissions liées à l'alimentation. Et si l'on opte pour une alimentation à dominante végétarienne (viande ou poisson 3 à 4 fois par semaine), on les diminue d'environ 40 % ;

– éviter la viande de veau de lait (veau sous la mère). On doit en effet, avec ce type de viande, nourrir une vache pendant un an pour la faible quantité de viande présente dans un veau ;

– choisir en priorité la viande bio.

Le protoxyde d'azote (N_2O)

Émis principalement par l'agriculture, le protoxyde d'azote est responsable de 37 % à 38 % des émissions de gaz à effet de serre de cette dernière. Dans toutes les régions de grande culture intensive, la teneur du sol en matière organique a fortement baissé depuis l'intensification de l'agriculture à base d'engrais chimiques. L'utilisation d'azote de synthèse a rendu inutiles à la fois les apports de fumier et autres fertilisants organiques et les rotations incluant des légumineuses et des engrais verts. Pour certaines cultures comme le maïs, de nombreux agriculteurs sont même passés à la monoculture. Les premiers à s'inquiéter de la baisse de fertilité des sols ont été les pionniers de l'agriculture biologique – notamment Ehrenfried Pfeiffer et Albert Howard – dès avant la Seconde Guerre mondiale, alors que l'utilisation d'engrais chimiques était loin de celle d'aujourd'hui. À cette époque, alors que la pollution par les pesticides et les nitrates n'était pas encore d'actualité, la seule préoccupation de ces pionniers était le maintien ou la restauration de la fertilité des sols, condition d'une agriculture durable. L'azote de synthèse a eu un tel succès que presque tous les agriculteurs de la planète qui avaient les moyens d'en acheter le firent – et le font toujours –, fortement encouragés par les pouvoirs publics et par les représentants des firmes… Mais, peu à peu, l'envers de la médaille est apparu. D'abord le fait qu'on injecte chaque année dans le cycle de l'azote une quantité considérable d'azote dit « réactif », c'est-à-dire capable – à l'inverse de l'azote de l'air N_2 – de rentrer dans les cycles biologiques. D'où un énorme excès, à savoir la différence entre la quantité d'azote rentrant dans le cycle de cet élément et celle réellement utilisée par les plantes, d'environ 1 million de tonnes d'azote par an en France, une quantité non seulement inutile, mais source de très graves pollutions[2] et du développement des maladies des plantes et de certains insectes ravageurs, qui nécessite en retour de multiplier les traitements chimiques. Sans parler du fait que le N_2O contribue non seulement au réchauffement de la planète, mais aussi à la destruction de la couche d'ozone.

Tous les agriculteurs et les jardiniers le savent : sans azote, les plantes ne poussent pas. Mais il y a un problème : plus on apporte d'azote et plus le sol émet de protoxyde d'azote (N_2O), dont 1 kilo contribue autant à l'effet de serre que 300 kilos de CO_2 ! Mais, si les agriculteurs diminuent les apports d'azote, leurs rendements vont baisser. Alors, faut-il choisir entre rendement et émissions de protoxyde d'azote ? Non, car les émissions de ce gaz dépendent beaucoup de la source de l'azote absorbé par les plantes pendant leur croissance.

L'azote peut venir :
– des matières organiques présentes dans le sol ;
– des matières organiques apportées par l'agriculteur ou le jardinier : fumier, lisier, purin, compost, engrais organiques divers ;

– des engrais azotés de synthèse apportés ;
– de l'azote fixé biologiquement, par des bactéries, et principalement par les bactéries symbiotiques des légumineuses.

À apport d'azote égal, les engrais organiques et les engrais azotés de synthèse émettent, à peu de choses près, la même quantité de protoxyde d'azote, mais les émissions augmentent fortement lorsque les apports sont supérieurs aux besoins des plantes. Avec la fixation biologique, principalement par les légumineuses, les émissions de protoxyde d'azote sont considérablement réduites.

Alors, que faire pour réduire les émissions de protoxyde d'azote par les sols ?
– éviter les apports excessifs d'engrais azotés ;
– aider les agriculteurs, pour nourrir leurs animaux, à remplacer des tourteaux de soja OGM importés d'Argentine ou du Brésil par des légumineuses (trèfle, luzerne, féverole, pois fourragers et autres) cultivées sur leur exploitation ;
– encourager l'alimentation des ruminants à l'herbe puisque, dans les prairies, il y a des légumineuses ;
– favoriser davantage la consommation des légumineuses et les produire en France, alors qu'aujourd'hui la majorité est importée.

Les animaux, en particulier les ruminants, rejettent dans l'environnement la plus grande partie de l'azote qu'ils absorbent par leur alimentation, les bovins nourris aux aliments concentrés tenant la palme.

Aliments sources de protéines	Pourcentage de l'azote ingéré qui est rejeté dans l'environnement
Aliments végétaux (légumineuses, céréales, etc.)	30 à 60 %
Viande de volaille	65 à 80 %
Œuf	75 à 85 %
Viande de porc	80 à 88 %
Produits laitiers	80 à 90 %
Viande de bovins nourris à l'herbe	88 à 92 %
Viande de bovins nourris aux concentrés	92 à 95 %

Une consommation élevée de protéines animales contribue donc à l'excès d'azote dans l'environnement et à ses conséquences néfastes. Aussi, le consommateur peut contribuer à réduire les impacts négatifs de l'azote sur l'environnement :
– en mangeant davantage d'aliments dont la production exige peu ou pas du tout d'apports d'engrais azotés : céréales peu exigeantes, comme le sarrasin, l'épeautre, le millet, légumineuses, légumes rustiques ;
– en consommant davantage de protéines végétales et moins de protéines animales, en particulier de viande ;
– en mangeant bio, puisque l'agriculture biologique interdit l'utilisation d'azote de synthèse.

Manger bio réduit-il les émissions de gaz à effet de serre ?

L'agriculture biologique émet nettement moins de gaz à effet de serre que la conventionnelle lorsqu'on parle des émissions par hectare. Lorsqu'on raisonne par kilo produit, il faut parfois nuancer. Prenons l'exemple suivant : un poulet bio élevé en plein air ne sera abattu qu'à l'âge minimum de 81 jours, contre 45 pour le poulet conventionnel sans label. Il vivra et mangera donc plus longtemps, et donc émettra davantage de gaz à effet de serre. On peut dire la même chose du porc. Pour les produits végétaux, on peut arriver à la même conclusion lorsque les différences de rendement sont importantes, mais, dans la grande majorité des cas, les émissions des produits bio sont – même par kilo – inférieures à celles des produits conventionnels. Si l'on tient compte du carbone séquestré (environ 400 kilos par hectare et par an pendant 30 à 40 ans, lorsqu'une exploitation se convertit au bio), la différence d'émissions est nettement en faveur du bio dans presque tous les cas. Une étude réalisée en Autriche (Lindenthal, 2008) a donné les résultats suivants :

– Pain : émissions de gaz à effet de serre par kilo inférieures de 22 % en bio par rapport au conventionnel.

– Lait : émissions de gaz à effet de serre par litre inférieures de 15,7 % en bio par rapport au conventionnel.

– Oignons : émissions de gaz à effet de serre par kilo inférieures de 40 % en bio par rapport au conventionnel.

LA RESPONSABILITÉ DU CIRCUIT ALIMENTAIRE, DU SOL À LA TABLE

Si l'agriculture est le premier responsable du contenu en gaz à effet de serre de notre assiette, c'est loin d'être le seul : 35 % à 40 %[3] proviennent de l'intervalle entre le moment où l'aliment quitte la ferme et celui où il arrive dans notre assiette : transport de marchandises par la route : 6 % ; transformation alimentaire : 7 % ; fabrication d'emballages : 2 % ; commerce de biens alimentaires : 5 % ; déplacement en voiture pour effectuer des courses : 11 % ; réfrigération des aliments chez soi : 4 % ; préparation des aliments chez soi : 1 %. La première cause en est le développement de l'industrie agroalimentaire, avec la place croissante que tiennent les produits transformés (conserves, plats cuisinés et autres produits hyper-transformés) au détriment des produits frais. La consommation d'énergie des industries agroalimentaires est évaluée à 5,3 millions de TEP (tonnes équivalent pétrole) par an, majoritairement sous la forme de gaz naturel et d'électricité, soit environ 10 millions de tonnes de CO_2. Il faut y ajouter les gaz réfrigérants (CFC), dont on peut évaluer les émissions par l'industrie agroalimentaire (environ 8 % du total des émissions de ces gaz) à 3 millions de tonnes. Soit un total de 13 millions de tonnes, ce qui représente 2,7 % du total des émissions.

Un exemple souvent cité est celui de certains yaourts qui, lorsqu'on additionne les distances parcourues par tous leurs ingrédients, peuvent voyager près de 9 000 kilomètres ! En France, le transport de marchandises (poids lourds et véhicules utilitaires) représente 10,5 % du total des émissions de gaz à effet de serre, et celui des produits agricoles et alimentaires environ 30 % de tous les transports, d'où une contribution à l'effet de serre égale à 3,15 % du total des émissions, soit 17 millions de tonnes de CO_2. Il faut y ajouter les émissions par les gaz réfrigérants des transports frigorifiques, soit 7,2 % du total des émissions dues à ces gaz, c'est-à-dire encore 1 million de tonnes de gaz carbonique, soit en tout 18 millions de tonnes. La France importe chaque année 1,9 million de tonnes de légumes frais, principalement par camion depuis le sud de l'Espagne (Andalousie), ainsi que 3,3 millions de tonnes de fruits frais. Certains fruits sont transportés par bateaux (bananes, ananas, pommes et poires d'Argentine ou du Chili, par exemple), mais la distribution sur le territoire français à partir des ports se fait par camion. Chose particulièrement aberrante, en même temps que nous importons 5,2 millions de tonnes de fruits et légumes, nous en exportons 2,3 millions de tonnes, tout cela transporté par camion sur le territoire national. Soit 7,5 millions de tonnes de fruits et légumes qui parcourent la France pour en sortir ou pour y entrer ! Si l'on y ajoute les pommes de terre et produits dérivés, on arrive à 11 millions de tonnes.

Les émissions de gaz à effet de serre par kilomètre parcouru sont 30 fois plus élevées par avion que par bateau :
– Bateau : émission d'environ 20 grammes de CO_2 par tonne/kilomètre.
– Camion de plus de 20 tonnes : émission d'environ 80 grammes de CO_2 par tonne/kilomètre.
– Véhicule utilitaire léger (camionnette) : émission d'environ 200 grammes de CO_2 par tonne/kilomètre
– Avion : émission d'environ 600 grammes de CO_2 par tonne/kilomètre.

Ainsi, le transport de 1 kilo de fruits ou de légumes importés par avion depuis l'hémisphère sud émet environ 6 kilos de CO_2, soit près de 40 fois plus que les émissions provoquées par sa production !

Vive le vrac ! C'est la conclusion à laquelle on arrive si l'on se penche sur l'importance de l'activité industrielle concernant la fabrication des emballages, et surtout lorsqu'on s'aperçoit que son premier client est… le secteur alimentaire. Jean-Marc Jancovici, l'un des meilleurs spécialistes de l'impact de notre alimentation sur l'effet de serre, évalue les émissions de gaz à effet de serre de la fabrication des emballages alimentaires

à environ 1,5 million de tonnes de CO_2. De nombreux aliments doivent être emballés pour être vendus, mais le coût et l'impact écologique de l'emballage peuvent être fortement réduits :
– en optant pour des grands conditionnements, par exemple pots de yaourt de 500 grammes au lieu du pot individuel de 125 grammes, céréales conditionnées en sacs de 3 ou 5 kilos, huile en bidons de 5 litres, etc. ;
– en optant pour le vrac, de plus en plus mis en œuvre dans les magasins bio, dans lesquels de nombreux produits secs sont vendus ainsi : céréales, légumes secs, fruits secs, certains types de pâtes, mueslis, etc. ;
– en optant pour des matériaux à faible impact écologique.

Notons que plusieurs magasins alimentaires ne vendant que des produits en vrac se sont ouverts récemment en France.

LA RESPONSABILITÉ DE CHACUN, CHANGER NOS HABITUDES

Manger local

D'après une étude de l'Institut français de l'environnement (Ifen), 11 % de la totalité des émissions de gaz à effet de serre de la chaîne agroalimentaire

– agriculture comprise – serait dus à nos déplacements en voiture pour aller faire nos courses alimentaires. Un chiffre surprenant qui met en évidence l'absurdité d'un système de distribution qui oblige à prendre sa voiture pour aller au super- ou à l'hypermarché, situés souvent loin du lieu de résidence. Un chiffre qui s'explique aussi par le fait que, lorsqu'on prend sa voiture pour faire de courts trajets, les émissions de CO_2 par kilomètre sont beaucoup plus élevées que sur de plus longs parcours. En quantité de gaz à effet de serre, faire ses courses alimentaires représenterait environ 18 millions de tonnes de CO_2, soit 3 % du total des émissions.

On peut réduire considérablement ce chiffre :
– en privilégiant le commerce de proximité, notamment pour les produits frais, qu'il faut renouveler une fois par semaine, voire plus souvent pour les plus périssables (poisson, viande, lait cru, etc.) ;
– en achetant certains produits par Internet, et notamment ceux qu'on ne trouve pas dans le commerce de proximité ;
– en faisant des provisions suffisantes des produits de moyenne ou de longue conservation : céréales et produits dérivés, autres produits d'épicerie, conserves, surgelés (en quantité limitée), légumes racines, certains fruits. Pour ces produits, souvent les plus pondéreux, il suffira de se rendre chez son fournisseur environ une fois par mois, voire moins souvent ;

– en faisant ses courses fréquentes, limitées aux produits les plus périssables, avec les transports en commun ou, mieux encore, à pied ou à vélo, ce qui représente une excellente occasion de faire un peu d'exercice. Pour de longues distances ou des régions à relief, le vélo à assistance électrique est un bon compromis ;
– en cultivant un potager, solution de loin la plus écologique et la moins émettrice de gaz à effet de serre, sachant que 40 mètres carrés sont suffisants pour produire pour 4 personnes l'essentiel des légumes à consommer rapidement après la cueillette (salades, épinards, radis, haricots verts, etc.).

Mieux choisir ses aliments

Si le mode de production agricole a un impact important sur les émissions de gaz à effet de serre, le choix de ce qui est mis dans l'assiette est tout aussi fondamental, voire plus. Supposons que vous soyez plutôt carnivore, que vous teniez à manger de la viande ou du poisson à chaque repas, et de la charcuterie et/ou du fromage 2 fois par jour. Un mode d'alimentation finalement assez courant. Vous émettrez alors, rien que pour ces aliments, aux alentours de 5 kilos de gaz à effet de serre par jour. En y ajoutant les autres aliments, vous émettrez quotidiennement environ 10 kilos de gaz à effet de serre, soit 4 tonnes par an. Si, par contre, vous ne consommez aucun produit d'origine animale et si en plus vous mangez local et de saison, et peu de produits de l'industrie agroalimentaire, vos émissions tomberont aux alentours de 1 kilo de gaz à effet de serre par jour, soit 10 fois moins. Choisissez tous les intermédiaires possibles, par exemple une alimentation à dominante végétale, bonne pour votre santé et pour la planète.

Pour les plats comportant plusieurs ingrédients, le chiffre dépend évidemment des proportions de chacun d'entre eux. Par exemple, pour les spaghettis à la bolognaise, on peut diviser par deux leur impact sur le climat en diminuant fortement la proportion viande/spaghettis, ce qui ne nuira pas pour autant à leur qualité gustative.

Émissions de gaz à effet de serre des grandes familles d'aliments (g CO_2eq/kg)

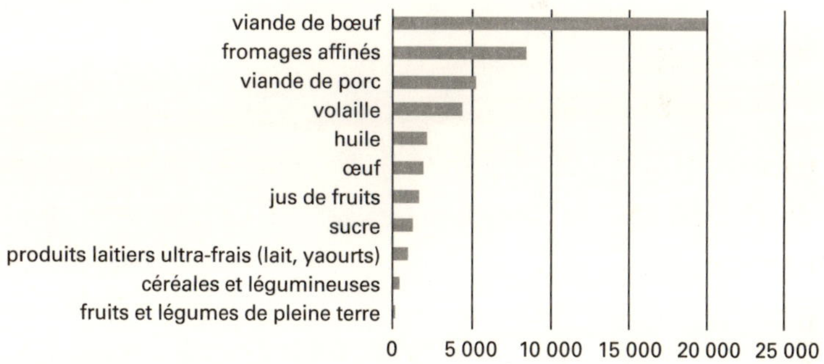

Émissions de gaz à effet de serre des aliments d'origine végétale (g CO_2eq/kg)

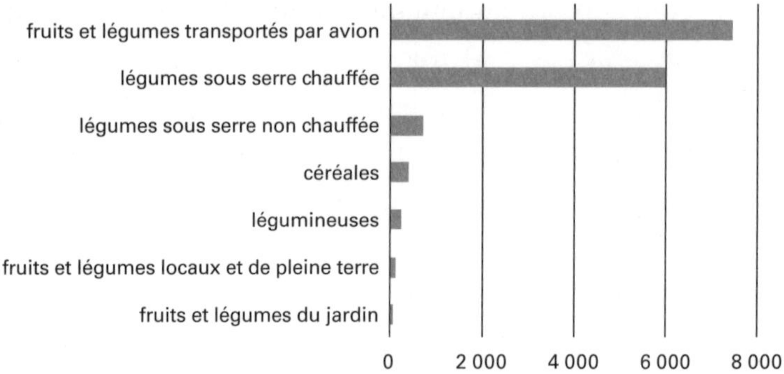

Émissions de gaz à effet de serre des aliments d'origine animale (g CO_2eq/kg)

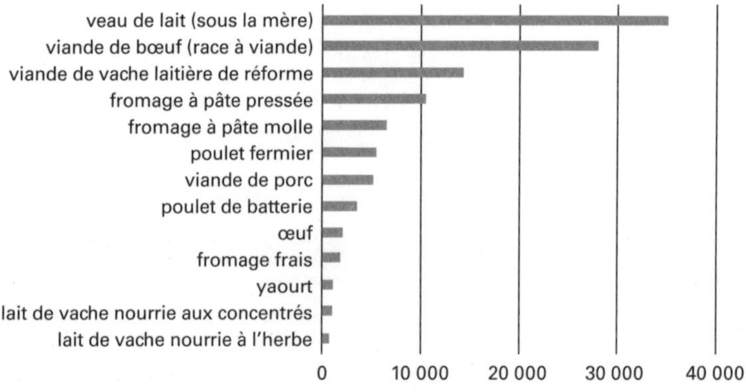

Source : Agence de l'environnement et de maîtrise de l'énergie (Ademe).

Cuisiner sans réchauffer la planète

Au-delà de la préparation des aliments, la réfrigération est en général le premier poste de consommation d'énergie et donc d'émissions de CO_2 dans la maison, hors chauffage et eau chaude. Selon la taille et la performance énergétique (catégorie A), un réfrigérateur consomme annuellement entre 200 et 400 kWh et un congélateur armoire entre 250 et 400, soit une consommation moyenne, pour ceux qui possèdent les deux appareils, de 450 à 800 kWh. Avec des appareils anciens, la consommation peut être 2 fois plus élevée. Avec des appareils économes, la consommation moyenne (650 kWh par an) correspond à environ 50 kilos de CO_2 en France et près du double dans les pays où l'électricité d'origine nucléaire est minoritaire. Nous vous recommandons donc d'acheter un réfrigérateur A++ ou A+++, avec un compartiment congélateur plutôt qu'un réfrigérateur et un congélateur séparés.

La cuisson est le second poste de consommation des ménages, toujours hors chauffage et eau chaude. Il est estimé en moyenne à 450 kWh par an et par foyer, soit 90 kilos de CO_2 si la cuisine est au gaz et – « grâce » à l'électricité nucléaire – environ 40 kilos si elle est électrique. Ce qui n'est pas une raison pour préférer la cuisson électrique, l'électricité nucléaire ayant bien d'autres inconvénients (déchets radioactifs, risques d'accident) que les émissions de CO_2. Nous vous recommandons donc d'utiliser un autocuiseur (cocotte-minute) pour les cuissons longues (notamment légumes secs, riz complet, etc.), de faire des cuissons courtes, notamment pour les légumes (ce qui permet aussi de mieux conserver leurs vitamines), de toujours mettre un couvercle sur les casseroles et de réduire le feu au minimum dès que la température souhaitée (ébullition) est atteinte, et de ne pas abuser des cuissons au four (utilisez de préférence un petit four, qui exige moins d'énergie qu'un grand four pour le porter à la température souhaitée).

Si on y ajoute l'eau chaude pour la vaisselle, la contribution moyenne de notre cuisine à l'effet de serre est de l'ordre de 1 500 kilos de CO_2 par an et par ménage, soit l'équivalent de 10 000 kilomètres avec une voiture moyenne.

Ces chiffres sont relativement faibles par rapport aux autres émissions liées à notre alimentation, mais toute réduction de notre consommation d'énergie fossile est bienvenue, pour l'environnement comme pour notre budget. À la campagne, en dehors de l'été, on fera encore mieux en utilisant une cuisinière à bois.

Lutter contre le gaspillage

On estime que, dans le monde, environ ⅓ de la production agricole destinée à l'alimentation humaine n'est pas consommée. Parfois parce qu'elle a été mal stockée, mais plus souvent parce qu'elle est purement et simplement jetée, même lorsqu'elle est parfaitement consommable. Alors qu'on évalue, ne serait-ce qu'en Europe, à 33 millions le nombre de personnes souffrant de malnutrition, que ce coût pour la collectivité européenne s'élève à 120 milliards d'euros par an (hospitalisations prolongées, morbidité accrue…), on ne comprend pas pourquoi des mesures plus énergiques ne sont pas prises à la hauteur de ces enjeux. Le coût humain est, quant à lui, non chiffrable. Dans le monde, 6 millions d'enfants meurent chaque année de malnutrition. C'est la première cause de mortalité infantile.

Le gaspillage commence chez l'agriculteur, qui jette la partie de sa production dont il sait qu'elle sera refusée par les grossistes et la grande distribution pour diverses raisons : défaut d'aspect, calibre trop gros ou trop petit, forme ne correspondant pas aux critères de commercialisation en grande surface – cela représenterait 15 % à 20 % de la production. Heureusement, certains agriculteurs transforment ces invendus et une partie est utilisée pour la nourriture animale.

Le gaspillage continue dans le circuit de distribution : produits défraîchis ou abîmés, dates de péremption dépassées, produits jetés à la fin des marchés, etc. 750 000 tonnes de nourriture pour partie encore comestible sont jetées par la grande distribution. Mais les grandes surfaces sont autorisées à donner leurs invendus à des associations. Sous la marque « Gueules cassées », des produits frais ayant un défaut d'aspect sont commercialisées dans plus de 5 000 enseignes.

Autre lieu de grand gaspillage : la restauration – commerciale ou collective. Dans certaines cantines, jusqu'à 30 % de la nourriture servie est jetée. Enfin, le gaspillage alimentaire chez les particuliers est également important : il représente 20 à 30 kilos par personne et par an, ce qui est considérable et correspond à un repas par semaine. Les légumes et les fruits sont responsables de la moitié du gaspillage, suivis par les liquides (24 %) puis les céréales et produits dérivés (pain, pâtes), à 12 %[4].

Outre le fait qu'un recyclage adapté est bien sûr indispensable, les dates limites de consommation sont-elles pertinentes ? Comment sont-elles fixées ? Ne jette-t-on pas les aliments un peu trop vite, alors même qu'ils seraient encore consommables ? Première distinction à faire : la mention « À consommer jusqu'à… », pour les produits frais, et la date de durabilité minimale (DDM), pour les produits à faible teneur en eau comme le riz ou les pâtes. Dans le premier cas, la loi condamne toute vente ou don effectué au-delà de la date de péremption. Or, les yaourts, par exemple, sont des produits fermentés et leur caractéristique est justement de bien se conserver. Leurs dates pourraient être légalement prolongées dans bien des cas lorsqu'une bonne conservation est assurée. Le cas du sel de l'Himalaya est encore plus absurde : lorsqu'il est commercialisé en France, on lui accole une date de consommation (DDM) ; or, il a été formé il y 250 millions d'années, a été transporté à dos de chameau, a pris le bateau et pourrait être conservé quelques dizaines de millions d'années ! Heureusement, l'application de la loi de transition énergétique devrait permettre de modifier certaines règles pour ces produits à date de durabilité minimale. Pour les aliments ayant une date de péremption, le mieux est de ne pas acheter de trop grandes quantités, de vérifier régulièrement le contenu du réfrigérateur pour ne pas les y oublier et surtout de préférer, parmi les produits laitiers frais, ceux qui ont une date de péremption tardive (yaourts et autres laits fermentés).

Lorsqu'on revient de faire ses courses alimentaires, le premier geste est d'ouvrir le réfrigérateur pour y mettre les aliments les plus fragiles. Mais tous les aliments n'aiment pas le froid ! Certains préfèrent la température ambiante, c'est le cas de plusieurs légumes : ail, oignon, échalote, potimarron, pour une durée certes limitée, ainsi que la plupart des légumes fruits (tomate, poivron, aubergine), surtout s'ils sont cueillis avant maturité. Une tomate cueillie insuffisamment mûre voit sa teneur en lycopène, un caroténoïde, continuer à augmenter à la température ambiante, alors qu'au réfrigérateur elle ne bouge pas. Par ailleurs, même au réfrigérateur, les aliments ne se conservent pas très longtemps et peuvent perdre des vitamines (par exemple, la laitue perd chaque jour 12 % de sa vitamine C). Pour les aliments frais :

– Achetez les fruits et les légumes aussi frais que possible, c'est-à-dire en circuit court, à défaut de les produire dans votre jardin. Si vous congelez les surplus de votre jardin, conditionnez-les en sachets correspondant à la consommation d'un repas.

– Mettez immédiatement au réfrigérateur les plus fragiles (salade et autres légumes feuilles) et utilisez-les le plus rapidement possible, pour éviter la perte de vitamines et de saveur.

– Achetez bio pour éviter l'épluchage qui, pour les fruits et légumes conventionnels, est nécessaire afin d'élimi-

ner une partie des résidus de pesticides. N'épluchez que les fruits et légumes pour lesquels c'est vraiment indispensable, ce qui réduit le gaspillage et aussi les pertes en éléments nutritifs (vitamines, anti-oxydants), trois à 5 fois plus concentrés dans la peau que dans la chair.
– Cuisinez les fanes de radis et de navets, qui font d'excellentes soupes (les fanes de navets contiennent 5 fois plus de calcium que le navet lui-même). Ne jetez pas le vert des poireaux et les feuilles externes des salades, qui contiennent davantage de vitamines.

En général :
– Établissez, avant de faire vos courses, le menu des jours suivants, pour ne pas acheter trop de fruits et légumes rapidement périssables.
– Achetez en vrac, afin de n'acheter que la quantité dont vous avez réellement besoin.
– Ne cuisinez que la quantité nécessaire pour le repas sauf pour les aliments pouvant se conserver cuits 2 ou 3 jours au réfrigérateur (céréales, légumineuses, voir tableau infra).
– Préférez le pain au levain, complet ou demi-complet, qui rassit lentement et est meilleur pour la santé que le pain blanc.
– Veillez à consommer rapidement après ouverture les aliments de longue conservation (lait UHT, conserves).

Le tableau ci-dessous donne la durée maximale conseillée de conservation des aliments au réfrigérateur à 5° C et à 0° C (certains réfrigérateurs ont un tiroir spécial à 0° C). Cela ne veut pas dire que, au-delà des durées indiquées, les aliments ne sont plus consommables, mais que – notamment pour les produits les plus fragiles (viande, poisson, lait) – on augmente le risque de développement de bactéries indésirables et que les légumes continuent à s'appauvrir en vitamines et à perdre leur saveur.

Aliment	Durée de conservation à 5° C	Durée de conservation à 0° C
Viande et poisson		
Viande hachée	moins de 1 jour	1-2 jours
Viande de volaille	1-2 jours	3-5 jours
Viande de bœuf	1-4 jours	5-7 jours
Viande de porc	1-3 jours	5 jours
Poisson frais, fruits de mer	1 jour	2-3 jours
Poisson en conserve (boîte ouverte)	1-2 jours	3 jours
Œuf et produits laitiers		
Œuf frais dans sa coquille	3-5 semaines	10 semaines
Œuf dur dans sa coquille	8 jours	10-14 jours
Lait frais	2-4 jours	5-7 jours
Fromage frais	3-5 jours	7-10 jours
Fromage affiné	jusqu'à 4 semaines	jusqu'à 17 semaines
Légumes et fruits		
Salade	2-5 jours	7-20 jours
Épinard	3-5 jours	10-14 jours

Aliment	Durée de conservation à 5° C	Durée de conservation à 0° C
Brocoli	5-7 jours	2 semaines
Chou	7-10 jours	4 semaines
Carotte	10 à 20 jours	80 à 120 jours
Fraise	1-3 jours	5 jours
Pêche	5 à 10 jours	2 à 5 semaines
Poire	2 à 3 semaines	7-12 semaines
Pomme	3-5 semaines	3 à 6 mois
Restes d'aliments cuits		
Pâtes ou riz cuits	1-2 jours	3 jours
Poisson cuit	1-2 jours	3 jours
Viande cuite	2-3 jours	5 jours

Quel mode d'alimentation pour quels résultats ?

Si l'on évalue maintenant de manière globale l'impact de nos choix alimentaires sur le contenu en gaz à effet de serre de notre assiette, on voit que, pour réduire fortement l'impact de notre alimentation sur le changement climatique, il faut manger bio et surtout changer les habitudes alimentaires du modèle conventionnel occidental. Le fait d'acheter local a également son importance.

Tonnes d'eq CO_2 émises par personne et par an

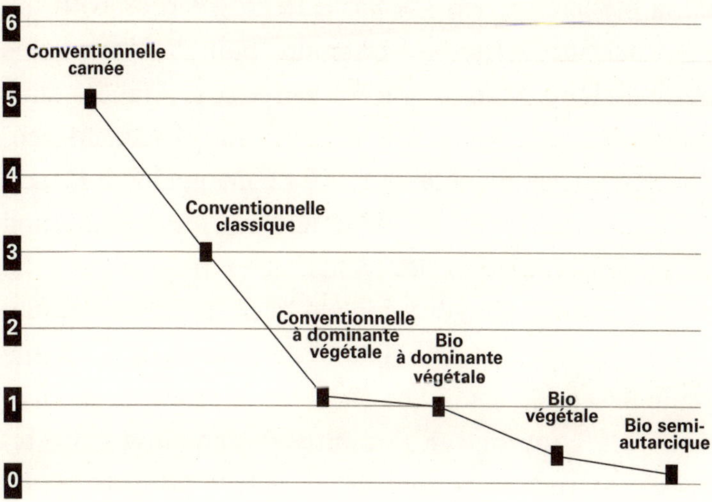

– Alimentation bio semi-autarcique : production familiale des légumes, des œufs et d'une partie des fruits ; pas de viande sauf la volaille maison.

– Alimentation bio végétarienne : pas de viande, consommation modérée de produits laitiers.

– Alimentation bio à dominante végétale : viande occasionnelle, consommation modérée de produits laitiers.

– Alimentation conventionnelle à dominante végétale : comme précédemment, mais en produits conventionnels.

– Alimentation conventionnelle classique : moyenne française, en produits conventionnels (200 g de viande par jour, dont 50 g de bœuf, veau ou agneau, l'équivalent de 1 litre de lait par jour, dont 70 g de fromage).

– Alimentation conventionnelle carnée : viande ou poisson à tous les repas dont viande tous les jours.

On sait qu'il faut que les pays riches divisent d'ici 2050 par 4 les émissions de gaz à effet de serre si l'on veut que l'augmentation de la température moyenne de la planète ne dépasse pas 2 degrés. Un objectif qui peut paraître difficile à atteindre pour le contenu de notre assiette. Mais si l'on n'y arrive pas, il faudra alors réduire davantage les émissions des autres secteurs économiques. Pas facile non plus ! Le changement principal à apporter est évidemment une très forte diminution de la consommation de viande, et en priorité de celle des ruminants. Une division par deux de la consommation de viande de ruminants et de porc réduirait à elle seule de 15 % – sans rien changer au mode de production – la contribution de notre alimentation à l'effet de serre. Réduire fortement les achats de produits de l'industrie agroalimentaire, acheter local et de saison, cesser d'aller en voiture au supermarché en dehors du centre-ville, réduire le gaspillage, etc., permettrait une réduction supplémentaire de 10 % à 20 % selon l'importance des changements effectués. En ajoutant ces modifications à celles des modes de production, une division par 4 des émissions de gaz à effet de serre paraît possible.

Quelques menus, du meilleur au pire pour la planète

Ces quelques exemples montrent que diviser par 4 la contribution de notre assiette au réchauffement climatique est possible, sans pour autant devenir végétarien. Cela reste en effet compatible avec une consommation modérée de viande, y compris de viande de ruminants.

Menu 1

- Type : végétalien en partie autoproduit
- Émissions de gaz à effet de serre par repas : **100 g** (30 fois moins que la moyenne française)

> Crudités ou soupe de légumes du jardin
> Céréale ou produit dérivé (pâtes, boulgour, couscous, etc.) sauf riz
> Légume sec
> Légume du jardin
> Fruit bio

Commentaires de l'agronome et du médecin nutritionniste :

Le choix du produit céréalier a un fort impact. S'il s'agit d'une céréale française non transformée (blé, orge, épeautre), l'impact du repas est encore plus faible (environ 80 g eqCO_2). Par contre s'il s'agit de riz, l'impact est nettement plus élevé (environ 200 g eqCO_2) en raison des émissions de méthane des rizières.

> À partir de ce menu et pour les suivants, on suppose que tous les ingrédients sont achetés.

Menu 2

- Type : végétalien
- Émissions de gaz à effet de serre par repas : **150 g** (20 fois moins que la moyenne française)

Crudités ou soupe de légumes bio
Céréale ou produit dérivé (pâtes, boulgour, couscous, etc.) sauf riz
Légume sec
Légume bio
Fruit bio

Commentaires de l'agronome et du médecin nutritionniste :

Les émissions de gaz à effet de serre de ce menu sont d'environ 220 g eqCO_2 en conventionnel. Ils sont de 250 g eqCO_2 en bio si la céréale est du riz.

Menu 3

- Type : végétarien (avec œuf)
- Émissions de gaz à effet de serre par repas : **300 g** (10 fois moins que la moyenne française)

Crudités ou soupe de légumes bio
Céréale ou produit dérivé (pâtes, boulgour, couscous, etc.) sauf riz
Légume bio
Omelette (2 œufs)
Fruit bio

Commentaires de l'agronome et du médecin nutritionniste :

L'œuf est le produit animal émettant le moins de gaz à effet de serre pour un apport donné de protéines animales.

Menu 4

- Type : végétarien (avec fromage)
- Émissions de gaz à effet de serre par repas : **500 g** (6 fois moins que la moyenne française)

> Crudités ou soupe de légumes bio
> Céréale ou produit dérivé (pâtes, boulgour, couscous, etc.) sauf riz
> Légume bio
> Fromage affiné type comté (50 g)
> Fruit bio

Commentaires de l'agronome et du médecin nutritionniste :

Le remplacement de l'omelette (menu précédent) par du fromage augmente sensiblement les émissions. L'augmentation est moindre si le fromage affiné est remplacé par du yaourt. Si ce dernier est fait à la maison, on revient sensiblement au même niveau d'émissions que dans le menu 3.

Menu 5

- Type : végétarien (avec fromage)
- Émissions de gaz à effet de serre par repas : **700 g** (4,5 fois moins que la moyenne française)

> Salade de lentilles ou de haricots
> Pâtes avec parmesan
> Légume bio de saison
> Fromage blanc
> Fruit de saison ou tarte

Commentaires de l'agronome et du médecin nutritionniste :

L'augmentation par rapport au menu précédent vient du parmesan mis dans les pâtes.

Menu 6

- Type : avec poisson
- Émissions de gaz à effet de serre par repas : **600 g** (5 fois moins que la moyenne française)

> Crudités
> Poisson (150 g)
> Pommes de terre
> Yaourt
> Fruit

Commentaires de l'agronome et du médecin nutritionniste :

Cette estimation est valable pour un poisson pêché au large des côtes européennes. Pour des origines plus lointaines, les émissions peuvent être beaucoup plus élevées.

Menu 7

- Type : avec viande (volaille)
- Émissions de gaz à effet de serre par repas : **650 g** (4,5 fois moins que la moyenne française)

> Salade de lentilles ou de haricots
> Cuisse de poulet
> Légume de saison

Yaourt
Fruit de saison ou tarte

Commentaires de l'agronome et du médecin nutritionniste :

On voit qu'un menu avec viande – s'il s'agit de poulet – contribue moins à l'effet de serre que certains menus végétariens.

Jusqu'à cette ligne, les repas sont au moins facteur 4 : émissions au moins 4 fois plus faibles que la moyenne nationale.

Menu 8

- Type : avec viande (porc)
- Émissions de gaz à effet de serre par repas : **1 200 g** (40 % de la moyenne française)

Salade
Côte de porc
Frites
Fromage
Fruit de saison ou tarte

Commentaires de l'agronome et du médecin nutritionniste :

Un repas français classique, avec viande, peut émettre beaucoup moins que la moyenne si les ingrédients sont bio et de saison et si la viande de bœuf est remplacée par du porc ou de la volaille.

Menu 9

- Type : avec viande (bœuf)
- Émissions de gaz à effet de serre par repas : **2 230 g** (¾ de la moyenne française)

> Pot au feu
> Légumes
> Salade
> Fromage
> Fruit ou tarte

Commentaires de l'agronome et du médecin nutritionniste :

Même avec de la viande de bœuf, on peut rester au-dessous de la moyenne, mais l'on est bien loin de l'objectif facteur 4.

> Moyenne française pour un repas : 3 000 g

Menu 10

- Type : avec viande (agneau)
- Émissions de gaz à effet de serre par repas : **4 800 g** (plus d'1 fois ½ la moyenne française)

> Melon de saison
> Gigot d'agneau (200 g)
> Riz
> Fromage
> Pâtisserie

Commentaires de l'agronome et du médecin nutritionniste :

Dans cet exemple, plus de 80 % des émissions sont dues au gigot d'agneau.

Menu 11

- Type : avec viande (bœuf)
- Émissions de gaz à effet de serre par repas : **8 000 g** (2,7 fois la moyenne française)

> Salade de tomates (importées) – mozzarella
> Bifteck (150 g)
> Frites surgelées (200 g)
> Fromage affiné type comté (30 g)
> Fruit importé par avion de l'hémisphère sud

Commentaires de l'agronome et du médecin nutritionniste :

Les frites surgelées et les fruits et légumes importés contribuent encore plus aux émissions que le bifteck (« seulement » 1 700 g pour ce dernier).

APPRENDRE À PARTAGER

S'il y a un domaine où le mot « partage » prend tout son sens, c'est bien celui de la nourriture. « Partage ton pain avec celui qui a faim », dit la Bible (Isaïe, 58,7). Dans de nombreuses civilisations, on n'imagine pas accueillir quelqu'un chez soi – connu ou inconnu – sans partager avec lui ou elle son repas, si maigre soit-il. Partager la nourriture, c'est aussi, bien sûr, partager du temps avec sa famille ou ses amis, ce que l'on faisait bien davantage dans toutes les civilisations avant l'ère industrielle contemporaine qui a tendance à isoler les individus et à réduire les moments passés à table. Enfin, partager la nourriture, c'est avant tout partager les ressources qui permettent de la produire.

Partager l'eau

Pour produire de la nourriture, il faut trois choses : de l'eau, de la terre agricole et du soleil. Si ce dernier ne risque pas de manquer, il n'en va pas de même de l'eau et de la terre fertile. Pourquoi parler de l'eau d'abord ? Parce que c'est elle qui risque de manquer la première. Un rapport publié en 2012[5] estime que l'humanité devra, en 2050, pour nourrir plus de 9 milliards d'humains, limiter la consommation de produits animaux dans les pays riches en la divisant par 4 (viande, poisson, œufs, produits laitiers). En effet, cette production consomme beaucoup plus d'eau que celle de produits végétaux, comme le montrent les chiffres ci-dessous. Certes, les cultures irriguées consomment beaucoup d'eau, mais, à l'échelle mondiale, elles restent très minoritaires. En France, à part les cultures maraîchères et certaines cultures fruitières, on irrigue principalement le maïs (environ 600 000 hectares)… pour l'alimentation animale ! Sachant que, si l'on ne prend en compte que l'eau ajoutée (irrigation, abreuvement des animaux, nettoyage, etc.), sans l'eau de pluie, la différence au profit de la majorité des aliments végétaux est encore plus flagrante.

Quantité d'eau pour produire 1 kilo d'aliment :

– Viande de bœuf en élevage intensif hors-sol : 15 000 litres
– Viande de bœuf en élevage extensif à l'herbe : 2 000 litres
– Viande de porc : 2 000 litres
– Viande de volaille : 1 000 litres
– Lait (en élevage intensif) : 1 000 litres
– Œuf : 135 litres pour un œuf
– Fruits : 300 à 400 litres (eau de pluie + éventuellement arrosage)
– Légumes arrosés : 300 à 400 litres (eau de pluie + arrosage)
– Légumes de plein champ sans arrosage : 200 à 300 litres (eau de pluie)
– Céréales : 600 litres (eau de pluie)

Quantité d'eau pour produire la nourriture journalière d'une personne selon le mode d'alimentation

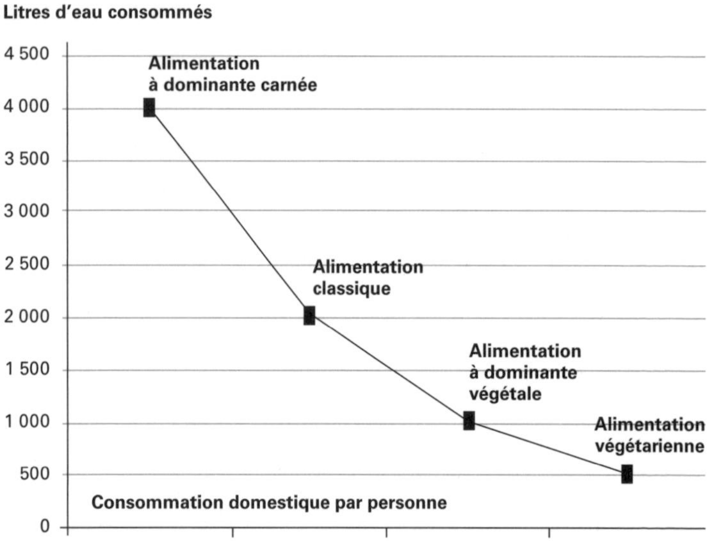

Voir catégories p. 219.

On voit qu'il faut 10 fois plus d'eau, avec une alimentation classique, pour produire nos aliments que pour nos besoins quotidiens (cuisine, lessive, toilette…), qui sont d'environ 140 litres par jour et par personne. Ce qui n'empêche pas que réduire la consommation d'eau est aussi possible en utilisant plus rationnellement les appareils électroménagers et en choisissant ceux qui en consomment le moins.

Partager la terre

Les terres cultivées représentent dans le monde environ 1,6 milliard d'hectares, soit 2 200 mètres carrés par personne, chiffre qui devrait tomber au-dessous de 2 000 mètres carrés en 2050 d'après les projections des démographes (entre 9 et 9,5 milliards d'habitants) et en tenant compte du potentiel limité d'augmentation des terres cultivées. Or, chaque habitant des pays riches utilise près de 4 000 mètres carrés pour se nourrir, chiffre qu'il devra donc diviser par 2 d'ici 2050 si nous voulons que chaque habitant de la planète mange non seulement à sa faim, mais jouisse aussi d'une alimentation équilibrée. Comment y parvenir ? Tout simplement en changeant nos habitudes alimentaires, de la même manière que pour réduire les émissions de gaz à effet de serre et la consommation d'eau : moins de produits animaux, en particulier de viande, et davantage de produits végétaux. Il s'agit là d'une réalité incontournable à anticiper.

Surface nécessaire pour nourrir
une personne pendant une année

Mode d'alimentation	Surface nécessaire
Alimentation végétarienne	700 à 1 000 m^2
Alimentation à dominante végétale	1 000 à 1 500 m^2
Alimentation classique (en France et dans les autres pays industrialisés)	4 000 m^2 environ
Alimentation à dominante carnée (viande ou poisson à tous les repas)	7 000 m^2 environ

Comme nous l'avons vu, il faut, selon le type de viande, 3 à 10 fois plus de surface pour produire la même quantité de calories ou de protéines sous forme animale et végétale. Autrement dit, plus on mange de viande et plus grande est la surface utilisée pour nourrir une personne. L'agriculture conventionnelle entraîne l'humanité dans une impasse à moyen terme par la dégradation engendrée des sols. Trois exemples. Dans nos régions de grande culture céréalière française, la disparition de l'élevage et des apports de matière organique, remplacés par des engrais chimiques, a conduit à une diminution considérable de la teneur des sols en matière organique, et donc de leur fertilité, ce qui, à terme, ne peut que poser des problèmes quasi insurmontables. Dans le Middle West américain, le retournement des prairies pour implanter des cultures annuelles a eu pour conséquence une érosion intense, le vent provoquant de gigantesques nuages de poussière (*dust bowl*) qui ont entraîné la disparition d'une bonne partie de la couche de terre arable. Dans le Sahel, du fait de l'épuisement des sols, les rendements en mil sont tombés dans certaines régions aux alentours de 300 kilos par hectare, soit 10 fois moins qu'un bon rendement pour cette céréale. On pratiquait traditionnellement dans cette région la culture itinérante : les paysans défrichaient dans la savane la surface qui leur était nécessaire pour nourrir leur famille. Ils la travaillaient quelques années, puis ils défrichaient un autre espace. Et ainsi de suite, jusqu'à ce qu'ils reviennent, au bout de 15 à 20 ans, sur la première parcelle. Pendant cette période de repos, la végétation spontanée et les feuilles des arbres avaient eu le temps de reconstituer une certaine fertilité. Avec la colonisation, de nouveaux besoins sont apparus, exigeant des revenus monétaires, d'où l'introduction, en plus des cultures vivrières, de cultures dites « de rente » (dans cette zone, ce sont principalement des arachides et du coton), l'augmentation des surfaces cultivées réduisant d'autant le temps de repos du sol.

On entend souvent dire que, sans engrais chimiques ni pesticides – c'est-à-dire avec l'agriculture biologique –, on ne pourrait pas nourrir les 9 milliards d'humains attendus en 2050. Ce serait vrai si toute la planète adoptait les habitudes alimentaires actuelles des Occidentaux, mais il est totalement illusoire de croire que les méthodes de l'agriculture conventionnelle, même les plus intensives, pourront assurer les besoins sans que nous ne changions de modèle. Une agriculture écologique, utilisant très peu ou pas du tout d'engrais chimiques et de pesticides, peut arriver à des rendements proches de ceux de l'agriculture conventionnelle, notamment en optimisant les rotations et en faisant appel aux cultures associées, comme l'ont montré des études comparatives récentes (Ponisio, 2015). Elle est beaucoup moins destructrice de la vie microbiologique des sols, de toute la vie souterraine avec ses vers de terre, ses larves et insectes les remuant et enrichissant en permanence, assurant ainsi une fertilité pérenne et évitant les dégradations des terres.

Partager avec les producteurs

Acheter local est un concept qui se développe pour notre plus grand bien. Mais il y a plusieurs manières de le faire. En magasin, il faut vérifier sur l'étiquette du produit s'il vient de la région où l'on vit, ce qui, hélas, n'est pas toujours clairement indiqué. Sinon, on peut acheter directement au producteur. Les possibilités sont nombreuses : marchés, magasins de producteur, AMAP, vente à la ferme. La vente à la ferme est certes le meilleur moyen d'avoir un contact direct et fréquent avec le producteur, mais pas toujours le plus faisable en milieu urbain. Si l'on peut s'y rendre à vélo, c'est en plus une excellente occasion de faire l'exercice physique conseillé pour rester en bonne santé. Mais, s'il faut faire 30 ou 40 kilomètres en voiture pour s'y rendre, le bilan écologique devient plutôt médiocre. Les marchés sont une autre bonne solution, mais il faudra s'assurer que ceux qui vendent sont bien des producteurs, au moins pour une partie significative de ce qu'ils proposent, et pas seulement des revendeurs, comme c'est souvent le cas, en particulier dans les grandes villes. Les magasins de producteurs regroupent les produits de quelques-uns d'entre eux proches du lieu de vente, mais la formule la plus aboutie en matière de partage est celle des AMAP (Associations pour le maintien d'une agriculture paysanne). Le principe est simple : un groupe de consommateurs s'associe avec un producteur, le plus souvent un maraîcher (parfois 2 ou 3 producteurs ayant des productions complémentaires) et signe avec lui un contrat par lequel il s'engage à lui acheter tout ou partie de sa production. En échange, le producteur fournit chaque semaine à chaque membre de l'AMAP un panier contenant les produits disponibles cette semaine-là, la taille du panier étant adaptée à celle de la famille. Sauf exception, les membres de l'AMAP paient d'avance une partie des produits qu'ils trouveront dans leur panier. La contrainte, pour le consommateur, est que le contenu du panier résulte des disponibilités du producteur, sachant que des aménagements sont toujours possibles. Si un consommateur n'aime pas tel ou tel légume, le producteur n'en mettra pas dans son panier. Pour arriver à faire coïncider le mieux possible la production avec les besoins des membres de l'AMAP, ces derniers, lors d'une réunion en début de saison, donnent une estimation de ce qu'ils souhaitent trouver dans leur panier tout au long de la saison. Ce système connaît un succès croissant et c'est le seul, actuellement, qui instaure une véritable solidarité entre producteurs et consommateurs. En matière de prix, tout le monde est bien sûr gagnant : la suppression des intermédiaires permet d'établir des prix rémunérateurs pour le producteur et, pour le consommateur, inférieurs à ceux du commerce. La majorité des AMAP sont bio, mais il est également possible de créer une AMAP avec des producteurs qui ne sont pas certifiés bio. Souvent, ces derniers en sont très proches, mais ne demandent pas la certification pour économiser son coût. Dans ce cas, il faut évidemment qu'une relation de confiance s'établisse[6].

Partager les jardins

La manière la plus saine, la plus écologique et la plus économique de manger est de produire – au moins en partie – sa nourriture. Pour les légumes et les petits fruits, c'est à la portée de quiconque dispose de quelques dizaines de mètres carrés de terrain. Cultiver son jardin est aussi une occasion de partager, car tout jardinier a, à un moment ou à un autre, un excédent de haricots verts, de courgettes ou de tout autre légume qu'il sera heureux d'offrir à un voisin. Des initiatives se proposent d'aller plus loin dans le partage de l'espace jardiné et de ses produits, avec les jardins familiaux, héritiers des jardins ouvriers de nos grands-parents, dans lesquels des jardins potagers groupés sont aménagés, parfois au pied des immeubles, et entretenus par leurs habitants. Chaque volontaire se voyant attribué une parcelle est responsable de sa mise en culture et de son entretien. Des animateurs bénévoles peuvent être présents pour conseiller les jardiniers. Un moyen unique de créer des liens sociaux entre des habitants qui, sans cela, ne se seraient sans doute jamais parlé. La création de ces jardins, en général avec le concours de la municipalité, est le plus souvent un succès et on les voit se développer un peu partout, même à Paris, comme dans le 13e arrondissement.

Un autre modèle, plus récent et moins répandu, est certainement à encourager : il s'agit, dans les villes, de créer des jardins collectifs dans lesquels chacun peut se servir gratuitement. Cette idée a priori surprenante nous vient d'Angleterre, où elle est apparue en 2008 dans la petite ville de Todmorden sous le nom de « Incredible Edible », ce qui a été traduit par les « Incroyables Comestibles ».

Les Incroyables Comestibles

En 2008, Mary Clear et Pam Warhurst, deux habitantes de la petite ville de Todmorden, en Angleterre, ont une idée assez farfelue : cultiver quelques pieds de tomates et de maïs dans un parterre du centre-ville, y planter une pancarte et y écrire « Food to share » (Nourriture à partager). Le mouvement « Incredible Edible » était né. Une utopie qui, contre toute attente, va se répandre rapidement en Angleterre, mais aussi en France et un peu partout dans le monde.

Le principe est aussi simple qu'improbable : des bénévoles se mettent à investir les espaces végétalisés disponibles, plus ou moins abandonnés ou mal utilisés, et à y cultiver toutes sortes de légumes, avec chaque fois une pancarte : « Nourriture à partager, c'est gratuit ». Chacun peut se servir. Une initiative dont le succès étonne. En France plusieurs centaines de villes s'y sont déjà intéressées et près d'une centaine d'entre elles ont fait de cette utopie une réalité.

Pour que, dans la pratique, cette idée se concrétise, des associations se créent et des accords sont passés avec les municipalités. Il ne s'agit pas, en effet, de plantations sauvages, mais de l'utilisation d'espaces existants ou de la création de jardins dans les espaces publics, les écoles, ou même chez les particuliers lorsqu'ils disposent d'espaces cultivables – qui peuvent être de simples bacs installés devant chez eux – qui ne nécessitent pas de rentrer dans leur jardin personnel. Des potagers créés au pied des immeubles peuvent aussi être gérés selon ce principe.

Ces jardins « incroyables » sont bien entendu une occasion de partager des légumes et des fruits, mais ils deviennent aussi des lieux de rencontre, de convivialité et de partage d'expériences.

Pour en savoir plus, allez sur le site Internet : lesincroyables-comestibles.fr

Les jardins publics des villes aussi sont à repenser. Ils peuvent servir de laboratoire pour innover dans les modes de production agricoles et, au-delà, participer à nourrir les gens. Il en est de même des toits inutilisés des immeubles, où l'on met déjà parfois des ruches. Et on peut aller encore plus loin dans l'expérimentation.

Partager la planète avec les générations à venir

Chacun connaît la célèbre citation : « La terre ne nous appartient pas, nous l'héritons de nos ancêtres et nous l'empruntons à nos enfants. » Elle est souvent attribuée à Saint-Exupéry, mais il semble que ce soit plutôt la transcription d'un proverbe sioux. Le mot « terre » pouvant désigner aussi bien la planète dans son ensemble que les sols cultivés. Parler du sol comme on le ferait d'un bien matériel ou d'un capital est pertinent, mais il s'agit d'un « bien » qui a deux caractéristiques propres. La première : notre existence – et toute vie sur la planète – dépend de lui ; la deuxième est que, contrairement aux apparences, il est destructible et même très fragile. Une fragilité dont les conséquences – la disparition progressive de la fertilité, pouvant aller jusqu'à la stérilité – apparaissent rapidement en climat tropical, mais beaucoup plus lentement dans les climats tempérés, d'autant qu'elle est compensée par une utilisation croissante d'engrais et autres intrants. Ce qui ne change rien au fait que, dans les régions de culture intensive sans bétail, la teneur des sols en matière organique, condition de leur fertilité, a diminué de près de 50 % en deux générations. Dans une partie de la planète, le sol est dans un état de dégradation avancé à cause du changement des modes de vie, de l'industrialisation de l'agriculture (labours profonds, remplacement des fertilisants organiques par des engrais chimiques, monoculture, sols laissés nus une partie de l'année, pollution par les pesticides), et de la surpopulation. Nous sommes donc en train de laisser à nos enfants un capital terre extrêmement dégradé. Le reconstituer est fort heureusement possible, mais nécessitera un changement radical des pratiques agricoles et de nombreuses années.

Partager nos traditions alimentaires et nos pratiques culinaires

La mondialisation en matière d'alimentation, ce n'est pas que du fast-food, du prêt-à-consommer avec une uniformisation des habitudes alimentaires à la fois désolante et mortifère. Il y a aussi des aspects positifs qu'il convient de développer : elle nous a en effet permis de découvrir et d'adopter des aliments et des préparations culinaires de diverses contrées qui sont venus enrichir les nôtres. Qui connaissait en France, il y a vingt ans, le boulgour, le taboulé, le houmous, le tofu ou les sushis ? Or, ces aliments nous sont devenus familiers. Le plus remarquable est sans doute cette intégration dans notre alimentation quotidienne de nombreux ingrédients et plats venus de toute la planète, qui s'est effectuée avec une certaine spontanéité, liée aux multiples échanges. Un partage des traditions alimentaires qui rapproche les peuples.

5

Recettes pour préserver votre santé et protéger la planète

Nous avons vu comment, en théorie, nous pouvons choisir et doser nos aliments pour à la fois prendre soin de notre santé et de la planète. Et principalement comment les légumineuses pouvaient compenser les protéines animales, à condition de les associer aux céréales, ainsi que les avantages d'une alimentation fermentée. Mais comment cuisiner ces produits ? Passons à la pratique !

Salade de choucroute crue aux pommes de terre

150 g de choucroute crue,
2 pommes de terre à chair ferme moyennes,
1 échalote,
2 c.s. d'huile d'olive,
quelques baies de genièvre.

Cuire les pommes de terre avec leur peau, puis les éplucher, les laisser refroidir et les couper en rondelles. Émincer finement l'échalote et mélanger tous les ingrédients.

Salade de choucroute crue aux pommes

200 g de choucroute crue,
2 pommes,
4 échalotes,
1 c.s. de graines de tournesol,
2 c.s. d'huile d'olive,
1 c.s. de vinaigre de cidre.

Couper les pommes en dés, émincer finement les échalotes et mélanger tous les ingrédients.

Soupe à la choucroute
Une soupe traditionnelle en République tchèque et en Slovaquie

500 g de choucroute,
4 pommes de terre,
1 oignon,
3 c.s de farine,
40 g de beurre,
20 cl de crème,
1 c.c. de cumin en poudre,
sel.

Éplucher les pommes de terre, les couper en morceaux et les mettre à cuire avec la choucroute dans 1 litre ½ d'eau. Pendant ce temps, faire revenir l'oignon émincé dans le beurre. Ajouter la farine et le cumin et continuer la cuisson. Incorporer à la soupe, laisser cuire encore quelques minutes et ajouter la crème hors du feu.

Tzatziki
Une spécialité grecque incontournable

4 yaourts de brebis,
1 concombre moyen,
1 citron,
quelques feuilles de menthe,
sel,
poivre.

Éplucher le concombre, le couper dans le sens de la longueur, enlever les graines. Le couper en petits dés, ajouter du sel et le laisser dégorger une vingtaine de minutes. Hacher les feuilles de menthe. Rincer et égoutter les dés de concombre. Presser le jus du citron et mélanger tous les ingrédients. Mettre au frais.

Bibeleskaes (fromage blanc aux herbes) Une recette incontournable en Alsace, toujours accompagnée de pommes de terre

> 500 g de fromage blanc artisanal non écrémé (par exemple faisselle), 2 gousses d'ail,
> 2 échalotes,
> 1 bouquet de ciboulette,
> quelques branches de persil,
> sel,
> poivre.

Hacher finement l'ail, les échalotes, la ciboulette et le persil. Incorporer au fromage blanc et bien mélanger pour obtenir un mélange homogène. Mettre au frais. Peut se conserver quelques jours au réfrigérateur.

Dosas aux oignons
Les dosas sont des crêpes de riz et de haricot mung (ou lentilles corail) fermentés, très populaires en Inde du Sud

200 g de riz demi-complet,
100 g de lentilles corail,
2 oignons moyens,
2 c.s. d'huile d'olive,
1 c.s. de graines de moutarde,
2 piments, sel.

Préparation de la pâte à dosas : faire tremper séparément pendant quelques heures le riz et les lentilles corail. Les saler et les mixer séparément en ajoutant juste la quantité d'eau pour que le mixer puisse travailler, car les pâtes doivent rester assez consistantes. La pâte doit être fine et onctueuse avec les lentilles, un peu plus grossière avec le riz. Mélanger les deux pâtes et les laisser fermenter environ 12 heures à température ambiante. La pâte est prête lorsqu'elle a nettement augmenté de volume et a une agréable odeur de levain.

Mettre dans une poêle l'huile d'olive et les graines de moutarde. Lorsque ces dernières commencent à crépiter, ajouter l'oignon finement haché et les piments coupés en petits morceaux. Lorsque les oignons sont cuits (sans qu'ils prennent couleur), les ajouter à la pâte. Ajouter éventuellement un peu d'eau à la pâte si elle est trop épaisse. Cuire alors cette dernière des deux côtés sous forme de crêpes assez fines.

Socca
Une recette typiquement niçoise, dont on trouve l'équivalent dans la région de Gênes (*farinata*).
La recette moderne oublie – à tort – l'étape fermentation, qui rend ce plat plus léger et plus digeste.

300 g de farine de pois chiches,
2 c.s. d'huile d'olive,
1 pincée de sel,
huile d'olive,
vinaigre de cidre,
poivre du moulin.

Délayer la farine dans de l'eau pour obtenir une pâte homogène assez liquide. Laisser fermenter environ 12 heures dans un endroit tiède. Ajouter alors l'huile et le sel et bien mélanger avec une cuillère en bois. Mettre dans le four à 220° C une tourtière huilée. Y verser la pâte pour former une galette d'environ 5 mm d'épaisseur, saupoudrer de poivre et cuire 20 minutes à four chaud. On peut également cuite la socca comme des crêpes, à la poêle.

Lobbio
Le lobbio est un délicieux pâté végétal pâté à base de haricots et de noix, traditionnel dans le Caucase

200 g de haricots,
200 g de cerneaux de noix,
2 oignons,
5 gousses d'ail,
1 c.c de coriandre,
1 c.c. de fenouil,
sel.

Faire tremper puis cuire les haricots et les réduire en purée. Piler au mortier l'ail et le sel, puis la coriandre et le fenouil. Émincer les oignons et les faire revenir jusqu'à ce qu'ils commencent à prendre couleur. Hacher les noix en petits morceaux ou les piler au mortier. Ajouter l'ail, l'oignon, les épices et les noix à la purée de haricots. Bien mélanger, mettre dans une terrine et garder au frais. Se conserve environ une semaine au réfrigérateur.

Houmous
Une recette libanaise incontournable

200 g de pois chiches,
5 c.s. de tahin (purée de sésame),
jus de 1 citron,
4 gousses d'ail,
sel.

Faire tremper puis cuire les pois chiches ; puis les réduire en purée. Écraser l'ail au presse-ail. Délayer le tahin avec le jus de citron. Ajouter l'ail et le sel et mélanger. Ajouter à la purée et bien mélanger.

Le houmous se mange au Liban avec des morceaux de pain arabe pliés en cornet avec lesquels on prend du houmous. Il peut aussi accompagner une multitude de plats.

Galettes de pois chiches

150 g de farine de pois chiches,
2 c.s. d'huile d'olive,
2 c.c. de graines de coriandre,
2 c.c. de piment d'Espelette,
1 c.c. de poivre,
sel.

Délayer la farine avec de l'eau pour obtenir une pâte assez épaisse. Couvrir et laisser une dizaine d'heures à température ambiante pour produire une fermentation. Le lendemain, ajouter les autres ingrédients et bien mélanger. Ajouter un peu d'eau pour fluidifier la pâte, qui doit cependant rester plus épaisse qu'une pâte à crêpes. Cuire des deux côtés dans une poêle huilée jusqu'à ce qu'elles soient bien dorées.

Harira
Soupe marocaine de lentilles corail aux poivrons

150 g de lentilles corail,
2 échalotes,
1 poivron rouge,
1 c.c. de cumin,
1 c.c. de curry,
1 bâton de cannelle,
1 c.s. d'huile d'olive ou de sésame,
sel.

Mettre l'huile au fond de la cocotte, y faire revenir le cumin et le curry, ajouter les échalotes émincées et le poivron coupé en petits morceaux. Ajouter les lentilles, mélanger, recouvrir d'eau, saler et cuire 25 à 30 minutes à feu doux.

Soupe de pois cassés

200 g de pois cassés,
2 carottes,
1 poireau,
2 gousses d'ail,
croûtons frottés d'ail,
2 c.c. de piment d'Espelette,
2 c.s. d'huile d'olive,
2 c.c. de cumin,
sel.

Faire tremper les pois cassés quelques heures, les égoutter, les recouvrir d'eau et les cuire environ 30 minutes. Couper finement les légumes et les ajouter aux pois cassés et remettre à cuire 20 minutes. Émincer l'ail finement, l'écraser dans le mortier avec le sel, ajouter l'huile, le piment et le cumin. Ajouter aux pois cassés. Servir avec des croutons frottés d'ail.

Lentilles corail au potiron
Les lentilles corail sont des lentilles décortiquées qui cuisent particulièrement vite

150 g de lentilles,
200 g de potiron,
2 gousses d'ail,
1 c.s. de cumin,
1 c.s. de curcuma,
1 c.c. de poivre,
1 c.s. de graisse de coco,
sel.

Couper le potiron en fines lamelles. Faire revenir l'ail et les épices dans la graisse de coco. Ajouter le potimarron, les lentilles et le sel. Mélanger. Recouvrir d'eau et cuire 15 à 20 minutes.

NB. Selon la saison, on peut remplacer le potiron par un autre légume, par exemple des carottes ou des poivrons.

Salade de lentilles

100 g de lentilles,
2 oignons rouges,
quelques branches de persil,
2 c.c. de cumin,
2 c.s. de vinaigre de cidre,
1 c.s. de tamari (sauce de soja traditionnelle),
1 pincée de sel.

Cuire les lentilles avec un oignon piqué de 3 ou 4 clous de girofle. Laisser refroidir. Émincer les oignons et les mettre dans un saladier avec le vinaigre, le cumin, le tamari et le sel. Ajouter les lentilles et le persil finement haché.

Gâteau de haricots
Une recette très populaire en Amérique latine

250 g de haricots,
75 g de sucre,
2 œufs,
1 c.c. de cannelle,
sel.

Cuire les haricots et en faire une purée, de préférence au moulin à légumes pour éliminer une partie des peaux. Ajouter le sucre, la cannelle et les jaunes d'œufs. Monter les blancs en neige et les incorporer. Verser dans un moule graissé et cuire 30 mn à 180° C.

Galette de haricots

400 g de haricots cuits,
2 oignons,
2 c.c. de piment d'Espelette,
1 c.s. d'huile d'olive.

Réduire les haricots en purée, ou simplement les écraser à la fourchette. Émincer les oignons et les faire revenir dans l'huile sans qu'ils prennent couleur. Ajouter les haricots et le piment. Former une galette et la déposer dans la poêle huilée. Cuire des deux côtés jusqu'à ce que la galette soit bien dorée

Pois chiches à la sauce tomate

150 g de pois chiches,
250 g de sauce tomate,
1 c.c. de curry,
1 c.c. de noix de muscade,
1 c.c. de gingembre,
1 pincée de piment,
1 c.s. d'huile d'olive,
sel.

Faire tremper les pois chiches une nuit, puis les cuire environ 2 heures. Mettre la sauce tomate dans une casserole et ajouter l'huile et le sel. Piler au mortier (ou mixer) les épices. Ajouter à la sauce tomate. Égoutter et ajouter les pois chiches. Laisser mijoter une vingtaine de minutes.

NB. En faisant germer préalablement les pois chiches, on réduit le temps de cuisson à environ ½ heure.

Conclusion

Que mangerons-nous demain ?

Agriculture ou autres moyens de produire de la nourriture ?

L'agriculture consiste, comme l'indique l'étymologie du mot, à cultiver le sol, pour y produire principalement de la nourriture. Depuis que l'homme a commencé à pratiquer l'agriculture, il y a environ 10 000 ans, il a produit l'essentiel de sa nourriture en cultivant la terre, tout en continuant à pratiquer la chasse et la cueillette, dont les produits ne venaient toutefois qu'en complément de ceux de l'agriculture. À partir de la seconde moitié du XXe siècle, des chimistes se sont avisés qu'on pouvait cultiver sans sol, en remplaçant ce dernier par des solutions nutritives apportant directement aux racines des plantes ce dont elles ont besoin. La production hors-sol était née. Elle s'est largement développée dans les cultures sous serre hors saison de fruits et de légumes. Mais sa contribution à la production de nourriture reste marginale. Elle est anti-écologique par les investissements qu'elle exige et le devient encore plus lorsque les serres sont chauffées.

Un nouveau mode de production hors saison est apparu assez récemment : la culture hors sol dans des bâtiments de plusieurs étages – appelés parfois « fermes verticales » – consacrés à la production de fruits ou de légumes, avec une variante qui vient de voir le jour en plein Paris : les containers à fraises, non pas pour les transporter, mais pour les cultiver, avec éclairage artificiel, culture évidemment sans sol, air de Paris dûment filtré, zéro transport et, d'après les promoteurs du système, zéro pesticide. De quoi produire du 1er janvier au 31 décembre des fraises locales pour lesquelles les inventeurs de ce système demanderaient volontiers le label bio, s'il n'était pas interdit aux productions hors-sol ! Ces « usines à fraises » ou à salades vont-elles se multiplier et conquérir une partie du marché ? Dans les grandes métropoles, peut-être, pour des produits hors saison, si elles tiennent leurs promesses en matière de saveur, de qualité sanitaire et nutritionnelle, et de compétitivité, ce qui reste à prouver.

Un autre mode de production hors-sol – proposant une alternative aux protéines animales classiques – est l'élevage d'insectes pour les consommer nature, généralement grillés, ou les incorporer, dûment séchés et réduits en poudre, à divers aliments. On trouve d'ores et déjà en France des aliments (biscuits, chocolat) aux insectes, c'est-à-dire avec adjonction d'une petite quantité de poudre d'insectes dont on ne soupçonnerait pas la présence si elle n'était pas mentionnée sur l'étiquette. Mais on peut aussi acheter des insectes entiers (grillés), par exemple des vers de farine, des scorpions ou des grillons. Avis aux amateurs… Sauf que ça n'est pas vraiment dans nos traditions culinaires ! Au niveau mondial, la consommation d'insectes – traditionnelle en Asie et en Afrique – est souvent présentée comme une alternative à la viande comme source de protéines. Une source effectivement intéressante dans les régions où des carences en protéines existent, mais pourquoi ne pas se tourner plutôt vers les protéines végétales, en particulier les légumineuses, indispensables à une agriculture utilisant peu ou pas d'azote de synthèse ? Pensez également à la spiruline. Néanmoins, l'intérêt dans les pays occidentaux est limité, sauf pour les personnes dénutries et carencées.

Une autre nouveauté – encore au stade de la recherche – est la « viande » *in vitro*, qui consiste à multiplier en laboratoire des cellules de fibres musculaires, ce qui donne certes les mêmes protéines que celles de la viande, mais tout autre chose que la viande elle-même, qui renferme aussi des matières grasses et du tissu conjonctif. Une « viande » qui pourra – si elle est produite à grande échelle – être utilisée comme matière première dans l'industrie agroalimentaire, éventuellement assaisonnée d'arômes de viande pour faire illusion, mais certainement pas remplacer nos biftecks pour les gastronomes !

Bref, il semble évident que l'agriculture et l'élevage resteront les moyens principaux de produire de la nourriture, mais quelle agriculture et quel élevage ?

Agriculture conventionnelle ou agro-écologique ?

L'agriculture dite conventionnelle cultive la terre avec des moyens de plus en plus sophistiqués : optimisation de l'utilisation des moyens techniques, engrais, pesticides, nouvelles techniques de travail du sol, variétés de plus en plus performantes (OGM ou pas), nouvelles technologies. Parallèlement s'est développé l'élevage industriel, qui, considérant les animaux comme des machines à produire de la viande ou du lait, les traite comme telles, avec les conséquences que l'on sait en termes sanitaires et de bien-être animal.

L'agriculture agro-écologique vise à optimiser les processus biologiques dans la production des plantes : activité biologique du sol, fixation biologique de l'azote de l'air, biodiversité, adaptation à l'environnement, associations de cultures. Pour l'élevage, l'aquaculture d'eau douce, très pratiquée en Chine, a un potentiel considérable et ne présente pas les inconvénients environnementaux de la pisciculture marine, de loin la plus pratiquée. L'aquaponie consiste à associer la pisciculture d'eau douce et la production de plantes alimentaires, notamment de légumes, ces dernières utilisant les déjections des poissons comme source d'éléments nutritifs. Elle est plus écologique et promise à un plus grand avenir que l'hydroponie (production hors-sol) conventionnelle.

Sur un plan technique – c'est-à-dire l'aptitude à produire des aliments en quantités importantes, sans préjuger de leur qualité –, productions conventionnelle et agro-écologique fonctionnent et on entend parfois dire que les deux ne sont pas concurrentes mais complémentaires. À court et moyen terme, elles vont en effet continuer à coexister comme elles le font aujourd'hui. La question est de savoir si, à long terme, l'une d'elles finira par supplanter définitivement l'autre.

La réponse nous semble si évidente qu'on se demande pourquoi la question est encore débattue. Les agricultures très artificialisées, qu'il s'agisse de celle dite conventionnelle ou de celle hors-sol, ne sont en effet ni durables ni généralisables. Alors qu'on reproche souvent à l'agriculture biologique d'être une agriculture de luxe, réservée aux riches, c'est en fait l'agriculture artificialisée qui est un luxe que seuls les pays riches peuvent se permettre. La première raison de l'impossibilité de généraliser ce mode de production est que ses besoins en énergie sont considérables, que ce soit pour fabriquer ses intrants (en particulier les engrais azotés) et les matériels qu'elle utilise, ou pour alimenter en carburant les tracteurs et autres machines. On en arrive à cette absurdité que, alors que la caractéristique première de l'agriculture est sa capacité à produire de l'énergie à partir de celle, gratuite et renouvelable, du soleil, par le biais de la photosynthèse, l'agriculture artificialisée consomme souvent plus d'énergie qu'elle n'en produit. Or, l'énergie deviendra une denrée plus rare et plus chère à mesure que la possibilité d'utiliser celle issue des combustibles fossiles deviendra plus difficile. Non pas, comme on l'a longtemps pensé, en raison de leur épuisement, même s'il est inéluctable, mais à cause du réchauffement de la planète. Les spécialistes estiment en effet que, pour que l'élévation de la température ne dépasse pas 2° C, il faut que 60 % à 80 % des ressources de la planète en énergies fossiles (pétrole, gaz, charbon) encore disponibles restent à jamais dans le sous-sol. Les énergies renouvelables continueront certes à se développer, mais il faudra les réserver en priorité à d'autres besoins que ceux de l'agriculture. Une seconde raison du caractère non durable de ce type d'agriculture est l'utilisation massive de pesticides, dont les effets négatifs sur l'environnement et la santé sont de plus en plus évidents.

La seule agriculture durable et généralisable est donc agro-écologique. Mais encore faut-il regarder ce que les uns et les autres mettent derrière cette appellation. Pour les uns, seule l'agriculture biologique telle qu'elle est définie et pratiquée aujourd'hui mérite l'appellation d'agro-écologique. Pour d'autres – et c'est l'interprétation la plus générale, en tout cas celle des politiques et des milieux de la recherche –, c'est une agriculture plus respectueuse de la nature et de l'environnement, reconnaissant le sol comme un milieu biologique à protéger, et l'importance de la biodiversité – mais n'excluant pas l'utilisation des engrais de synthèse et des pesticides, même si l'objectif est d'en limiter l'usage. On verra donc, à notre avis, se développer en parallèle une agro-écologie stricte, représentée aujourd'hui par l'agriculture biologique, et une agro-écologie de compromis, se fondant sur les mêmes principes, mais en conservant un certain nombre de pratiques de l'agriculture conventionnelle intensive actuelle.

Grandes exploitations hyper-technologiques ou agriculture familiale et paysanne ?

La généralisation d'une agriculture 100 % écologique exige une remise en cause radicale, non seulement des techniques de production, comme nous venons de le voir, mais du type d'exploitation agricole tel qu'il existe de manière dominante aujourd'hui : exploitations de plusieurs centaines ou milliers d'hectares, très spécialisées et ultra-mécanisées. L'évolution des structures agricoles est moins un débat technique qu'un choix de société. Tous les pays industrialisés ont opté pour le modèle hyper-technologique, même si les exploitations familiales n'y ont pas totalement disparu. Les agriculteurs représentent aujourd'hui en France 3 % de la population active contre 40 % il y a un siècle, et le nombre d'exploitations agricoles continue à diminuer au rythme de près de 20 000 par an. Une évolution qui ne résulte pas d'un choix politique, mais d'une logique technique et économique. Dans les pays du Sud, où l'agriculture paysanne continue à assurer l'essentiel de la production agricole, on observe la même évolution.

Faire évoluer le système actuel vers des fermes moins grandes et plus diversifiées – ce qui n'est pas incompatible avec la mécanisation – prendra beaucoup de temps. Par exemple, la pratique des cultures associées, une des clés de l'obtention de rendements élevés en agriculture écologique, exige une organisation différente et la mise au point de matériels adaptés. Dans les pays du Sud, où l'agriculture est restée majoritairement familiale, avec des fermes largement autosuffisantes de quelques hectares, sauvegarder ce modèle en l'améliorant avec des techniques écologiques est possible. Au Burkina-Faso, dans une expérimentation, avec la technique du zaï (creusement de mini-cuvettes pour retenir l'eau) et un apport de seulement 3 tonnes de compost à l'hectare, le rendement en mil est passé de 430 kilos par hectare à 1 130 kilos par hectare, soit une augmentation de 160 %. En Bolivie, l'introduction de lupin comme engrais vert ou de fumier de mouton a fait passer le rendement en pommes de terre de 1 780 kilos par hectare à respectivement 8 500 et 13 000 kilos par hectare. Au Sénégal, l'apport de fumier et l'introduction d'engrais verts ont fait passer le rendement en arachides de 340 kilos par hectare à 600 à 900 kilos par hectare. À Madagascar, la méthode écologique SRI (System of Rice Intensification) a permis de doubler et, dans certains cas, de tripler le rendement en riz. On pourrait multiplier les exemples.

Nourrir une ville petite ou moyenne avec ce type d'agriculture ne pose pas de problème, mais il faut la volonté politique. C'est le cas de l'agglomération d'Albi (80 000 habitants) dans le Tarn, où la municipalité, en liaison avec une association, s'est fixé pour objectif l'autonomie alimentaire dans un rayon de 50 kilomètres en 2020. Elle vient pour cela d'acquérir 70 hectares de terres agricoles en périphérie de la ville et a commencé à y installer des maraîchers. Une grande ville peut également être nourrie avec un approvisionnement local, comme l'a montré une étude réalisée en 2010 qui a conclu que – à condition de diviser par deux l'apport de protéines animales dans l'alimentation – le bassin de la Seine pouvait nourrir Paris, y compris avec l'agriculture biologique[1]. Quelle que soit la taille de la ville, il faut en tout cas recréer autour une ceinture maraîchère pour assurer au moins l'approvisionnement des fruits et légumes les plus périssables.

Une autre question est la place prise par les nouvelles technologies : manipulations génétiques, utilisation de drones et de robots, agriculture de précision avec géolocalisation à l'aide de satellites, alimentation des animaux pilotée par ordinateur, etc. Des technologies déjà utilisées très largement en ce qui concerne les modifications génétiques (OGM), à une échelle moindre en matière de robotisation, de géolocalisation et de drones. À côté des OGM, dans lesquels on introduit dans le génome de la plante à modifier un gène provenant d'une autre espèce, une autre technique de sélection fait débat : elle consiste à modifier le génome en provoquant une mutation par irradiation ou exposition de la plante à des substances chimiques, sans qu'on sache en quoi cela peut modifier la qualité sanitaire ou nutritionnelle de cette dernière. Or, ce type de mutation ne fait l'objet d'aucune réglementation et d'aucun étiquetage. Des techniques qui, pour les unes (OGM), rendent les agriculteurs totalement dépendants des multinationales et, pour les autres, ne sont accessibles, en raison de leur coût et de leur complexité, qu'aux grandes exploitations spécialisées.

Alors, on mangera quoi ?

On constate, depuis quelques décennies, deux évolutions opposées. D'une part, une industrialisation croissante, non seulement de l'agriculture, mais aussi de la manière dont les aliments sont transformés avant d'arriver dans nos assiettes, avec une part croissante faite aux aliments prêts à consommer, faits du mélange de nombreux ingrédients, dont certains – arômes de synthèse, additifs, auxiliaires de fabrication – n'ont plus rien à voir avec l'agriculture.

D'autre part, un retour aux aliments peu ou pas transformés, souvent locaux, une tendance illustrée par le succès du mouvement Slow Food dans le monde et l'engouement pour les variétés anciennes, les recettes de nos aïeux, le pain et les yaourts faits maison. Le succès des machines à pain familiales – il s'en vend en France près de 1 million par an – illustre bien cette évolution. Les ventes record des livres de cuisine et le renouveau de la production familiale des fruits et des légumes confirment l'intérêt croissant de la population pour des aliments produits et consommés à la maison. Le « manger local » (locavorisme) est également un thème très porteur.

Nous avons, dans ce livre, beaucoup critiqué les produits de l'industrie agroalimentaire, mais elle est bien entendu capable de fabriquer de bons produits, et il lui arrive de le faire. Si ses produits sont souvent peu satisfaisants sur le plan nutritionnel, c'est pour en diminuer le prix de revient. Par exemple, pour les fruits et les légumes, alors que jusqu'à une époque récente les sélectionneurs se sont surtout intéressés au rendement, à la précocité, à la résistance aux maladies, à la régularité du calibre ou encore à la tenue lors du transport, la saveur est maintenant prise en compte. La qualité nutritionnelle n'est pas encore un critère prioritaire, mais elle pourrait le devenir, car elle intéresse de plus en plus, à juste titre, le consommateur. On pourrait penser que c'est finalement le consommateur qui décidera quel mode de production et de transformation prendra le dessus. Le problème, c'est que ses choix sont fortement influencés par le prix du produit, par l'accès à l'information et par la publicité.

Les productions hors-sol – que nous ne considérons pas comme issues de l'agriculture pour les raisons indiquées plus haut – continueront sans doute à se développer, mais resteront très minoritaires et ne concerneront, comme aujourd'hui, que certains fruits et légumes, principalement hors saison. Nous ne croyons pas non plus à un développement important des aliments à base d'insectes ou de viande *in vitro*. Une nouveauté en la matière, mise en œuvre notamment par Hervé This, chercheur à l'Inra, c'est la cuisine dite « note à note », qui consiste à séparer les différents constituants des aliments, à les déshydrater pour obtenir des poudres et à recombiner ces dernières pour préparer de nouveaux aliments. Une approche qui oublie qu'un aliment est plus que la somme de ses constituants connus. Curieuse idée aussi que défaire ce que la nature nous propose pour le refaire d'une autre manière ! Quant à se nourrir de pilules, comme certains nous le promettaient il y a quelques décennies, on sait aujourd'hui que c'est une utopie. À la fois parce que manger n'est pas seulement une nécessité physiologique, mais aussi un plaisir et un moment de convivialité. Ainsi, les aliments de demain ne seront donc sans doute pas très différents de ceux d'aujourd'hui, sinon qu'ils proviendront d'une agriculture moins polluante et d'élevages moins industriels, qu'ils seront davantage d'origine végétale et seront produits plus localement que ceux d'aujourd'hui. Enfin, si les pouvoirs publics prennent les bonnes décisions, les produits de l'industrie agroalimentaire seront plus conformes aux besoins de l'organisme, c'est-à-dire moins salés, moins sucrés et moins gras.

Notes

Introduction

1. Christophe Brusset, *Vous êtes fous d'avaler ça ! Un industriel de l'agroalimentaire dénonce*, Flammarion, 2015.
2. Michael Moss, *Sucre, sel et matières grasses : Comment les industriels nous rendent accros*, Calmann-Lévy, 2014.
3. *Ibid.*
4. Docteur Laurent Chevallier, *Je mange sain, je maigris bien*, Fayard, 2011.
5. *Ibid.*

1. Comment satisfaire les besoins de l'organisme ?

1. Docteur Laurent Chevallier, *Je mange sain, je maigris bien*, *op. cit.*
2. « Sécurité et bénéfices des phytœstrogènes apportés par l'alimentation », Afssa, mars 2005.
3. Ce n'est pas un hasard si l'ONU a fait des légumineuses le thème de l'année 2016. Les plantes de cette famille botanique – que les botanistes appellent maintenant les fabacées – ont en effet une propriété unique ou presque dans le règne végétal : contrairement à la quasi-totalité des autres plantes, elles sont capables d'utiliser l'azote de l'air grâce à une symbiose avec des bactéries du genre *Rhyzobium*. Elles n'ont donc pas besoin qu'on leur apporte des fertilisants azotés et sont capables d'enrichir le sol, assurant ainsi

de bons rendements pour les plantes cultivées après elles. De plus, le trèfle, la luzerne, le sainfoin et autres légumineuses fourragères sont des aliments essentiels pour les vaches et autres ruminants.

4. Traduction par Henriette Louis.
5. Le journaliste du *New York Times* Mickael Moss démontre comment, bien que concurrents, les industriels s'accordent sur l'essentiel, à savoir maintenir un taux de sucre élevé dans les aliments transformés afin de flatter les sens et de favoriser les ventes. De véritables systèmes addictifs se mettent alors en place, dont les neurosciences nous ont apporté les éléments de compréhension du processus de progression du surpoids et de l'obésité (voir docteur Laurent Chevallier, *Maigrir sans lutter*, Fayard, 2014).
6. Les acides eicosapentaénoïque (EPA) et docosahexaénoïque (DHA).
7. Carence de vitamine B1 ou thiamine : atteinte neurologique de type béribéri ; carence de vitamine B2 ou riboflavine : lésions de la peau ; carence de vitamine B3 ou vitamine PP, encore appelée acide nicotinique : pellagre. Les carences des vitamine B5, acide pantothénique ; vitamine B6 pyridoxine ; vitamine B8 biotine sont rares ; carence de vitamine B9, acide folique : malformations du nourrisson chez les femmes enceintes, anémie, troubles cardiovasculaires ; carence de vitamine B12 ou cobalamine : anémies.
8. Selon le *European Journal of Nutrition*. Se reporter aussi pages 16 et 17 de *Je mange sain, je maigris bien*, *op. cit.*
9. Claude Lévi-Strauss, article paru dans la revue *L'Arc*, 1968.
10. Rappelons que le mot « soupe » désignait jadis les tranches de pain que l'on trempait dans la soupe (d'où l'expression « trempé comme une soupe ») et qui constituaient souvent, avec la soupe, l'essentiel du repas.

2. Se nourrir au quotidien

1. Voir Docteur Laurent Chevallier avec Claude Aubert, *Le guide antitoxique de la grossesse*, Marabout, 2016.
2. C'est, dans les années 1960, Rachel Carson, avec son livre *Printemps silencieux*, qui a la première attiré l'attention du grand public sur les dangers des pesticides pour la faune.

3. IGF 1, pour Insuline like Growth Factor 1.
4. Martin Holzenberger, « La durée de vie contrôlée par le taux d'hormone IGF 1 synthétisée en début de vie », Inserm, 28 octobre 2008.
5. Docteur Laurent Chevallier, *Impostures et vérités sur les aliments*, Fayard, 2007.
6. Publié dans *Cancer Research*, janvier 2016.
7. « Sans sucre ajouté » signifie que l'on n'a pas ajouté de saccharose, mais que l'on a pu introduire : fructose, glucose, amidon ou des édulcorants. « Sans sucres ajoutés » signifie une composition sans aucun sucre ajouté (voir directive 94/35/CE), c'est-à-dire sans aucune adjonction de monosaccharides ou de disaccharides, autrement dit vérifiez bien qu'il y ait la présence d'un « s ».
8. Voir Docteur Laurent Chevallier avec Claude Aubert, *Le guide antitoxique de la grossesse*, *op. cit.*
9. *American Journal of Clinical Nutrition.*
10. Anses, « Évaluation des risques liés aux pratiques alimentaires d'amaigrissement », novembre 2010.
11. Docteur Laurent Chevallier, *Maigrir sans lutter, op. cit.*
12. Docteur Laurent Chevallier, *Le livre antitoxique*, Fayard, 2013.
13. Source Cerin.
14. Le Pr David Hemenway, de l'école de santé publique de Harvard, a constaté un « lien » entre leur consommation et les incivilités, à Boston, dans la cohorte qu'il a étudiée de lycéens consommant plus de cinq canettes de soda par semaine. Ils avaient 9 % à 15 % plus de risques de participer à des actions violentes (Solnick, 2011).
15. Un « repenti » de l'industrie agro-alimentaire (p. 10) affirme que, même en procédant à un traitement thermique, le pourcentage de « matières étrangères » autorisées peut être tout simplement des souillures animales (crottes de rats) contaminées lors du stockage des denrées : « Nos cahiers des charges ne mentionnaient pas clairement [l'interdiction] des crottes d'animaux [...] » (interprétation spécieuse de certains industriels peu scrupuleux).

3. Se protéger des grandes maladies de notre temps

1. Une des meilleures démonstrations est fournie lors d'examens d'imagerie médicale comme le PET-scan (tomographie par émission de positrons, scintigraphie en quelque sorte associée à un scanner). On utilise un produit radioactif dérivé du glucose se fixant plus au niveau des cellules cancéreuses, car elles consomment plus de sucre que les cellules normales.
2. Il existe plusieurs méthodes pour estimer la capacité anti-oxydante des aliments. La méthode FRAP (Ferric ion Reducing Antioxidant Parameters) est une des plus utilisées.
3. Les fièvres typhoïdes (bactéries appartenant au genre salmonelles) et intoxications par des bactéries entéropathogènes type *E. Coli* O 157 H7, etc., sont heureusement devenues fort rares.
4. La zéaralénone, perturbateur endocrinien, est une mycotoxine parfois présente dans le blé, mais, selon les derniers chiffres de l'Anses, en régression.
5. Produite par certaines moisissures du blé, elle favorise l'apparition de cancer du foie, surtout lorsqu'elle est associée à une infection par le virus de l'hépatite.
6. Daniel Lieberman, *L'histoire du corps humain*, J.-C. Lattès, 2015, p. 79.
7. *Ibid.*
8. Les édulcorants sont des additifs compris entre E950 et E967. Les principaux édulcorants sont l'aspartame et l'acésulfame K, désignés respectivement comme additifs par E951, E950 (E962 pour l'association des 2 précédents), et le sucralose, qui est de plus en plus présent (E955). La stévia est récemment apparue sur le marché.
9. Docteur Laurent Chevallier, *Moins de médicaments, plus de plantes*, Fayard, 2015.

4. Manger écologique

1. Il faut en effet environ 1 tonne d'équivalent pétrole pour produire 1 tonne d'azote sous forme d'engrais. Or l'agriculture française utilise chaque année 2 200 000 tonnes d'azote sous forme d'engrais. De plus, lors de la fabrication des engrais azotés, une certaine quantité de protoxyde d'azote s'échappe dans l'atmosphère.
2. La plus connue de ces pollutions est la présence de grandes quantités de nitrates dans l'eau des rivières, des nappes souterraines et du robinet, avec ses risques bien connus pour la santé : méthémoglobinémie des nourrissons et augmentation probable du risque de cancer digestif, mais aussi eutrophisation des rivières provoquant la mort des poissons par manque d'oxygène, pollution des bords de mer par des algues vertes, pollution de l'air par l'émission d'autres composés azotés (ammoniac, oxydes d'azote).
3. Source : Ifen.
4. Source : Étude des impacts du gaspillage alimentaire des ménages, Ademe, octobre 2014 (données obtenues à partir d'une étude sur 20 foyers français).
5. Stockholm International Water Institute, « Feeding a thirsty world, challenges and opportunities for a water and food secure future ».
6. Pour en savoir plus et connaître les AMAP les plus proches de son domicile : www.reseau-amap.org

Conclusion

1. Gilles Billen, « L'empreinte alimentaire de Paris en 2030 », rapport d'avancement à mi-parcours, 2010.

Bibliographie

BARANSKI M. *et al.*, « Higher antioxidant and lower cadmium concentrations and lower incidence of pesticide residues in organically grown crops a systematic literature review and meta-analyses », *B J Nutr*, juin 2014, 26, p. 1-18.

BAZZANO L.A. *et al.*, « Fruit and vegetable intake and risk of cardiovascular disease in US adults : the first National Health and Nutrition Examination Survey Epidemiologic Follow up Study », *The American Journal of Clinical Nutrition*, juillet 2002, 76(4), p. 93-9.

BAZZANO L.A. *et al.*, « Legume consumption and risk of coronary heart disease in US men and women », *Arch Intern Med*, 2001, 161(21), p. 2573-8.

BOIVIN D. *et al.*, « Antiproliferative and antioxidant activities of common vegetables, a comparative study », *Food Chemistry*, 15 janvier 2009, 112(2), p. 274-80.

BOSSETTI C. *et al.*, « Cruciferous vegetables and cancer risk in a network of case-control studies », *Annals of Oncology*, août 2012, 23(8), p. 2198-203.

CARLSEN M.H. *et al.*, « The total antioxidant content of more than 3 100 foods, beverages, herbs and supplements used worldwide », *Nutrition Journal*, 22 janvier 2010.

CHANSON-ROLLE A. *et al.*, « Systematic review and meta-analysis of human studies to support a quantitative recommandation for whole grain intake in relation to type 2 diabetes », *PloS One*, 22 juin 2015, 22, 10(6)e131377.

CHEVRIER C. *et al.*, « Urinary biomarkers of prenatal atrazine exposure and adverse birth outcomes in the PELAGIE birth cohort », *Environmental Health Perspectives*, juillet 2011, 119(7), p. 1034-41.

CHIU Y.H. *et al.*, « Fruit and vegetable intake and their pesticide residues in relation to semen quality among men from a fertility clinic », *Human Reproduction*, juin 2015, 30(6), p. 1342-51.

DARMADI-BLACKBERRY I. *et al.*, « Legumes : the most important predictor of survival on older people of different ethnicities », *Asian Pacific J Clin Nutr*, 2004, 13(2), p. 217-20.

DUARTE-SALLES T. *et al.*, « Dietary acrylamide intake during pregnancy and fetal growth – results from the Norvegian mother and child cohort study », *Environ Health Perspect*, mars 2013, 121(3), p. 74-9.

GAFAROV V. *et al.,* « Who Monica Study », EuroHeartCare, 2015.

HALLDORSSON T.I. *et al.*, « Intake of artificially sweetened soft drinks and risk of preterm delivery : a prospective cohort study in 59 334 Danish pregnant women », *Am J Clin Nutr*, septembre 2010, 92(3), p. 626-33.

HE F.J. *et al.*, « Increased consumption of fruit and vegetables is related to a reduced risk of coronary heart disease : meta-analysis of cohort studies », *Journal of Human Hypertension*, avril 2007, 21, p. 717-28.

HELLAND I.D. *et al.*, « Maternal supplementation with very-long-chain n-3 fatty acids during pregnancy and lactation augments children's IQ at 4 years of age », *Pediatrics*, janvier 2003, 111(1) e39-44.

HU E.A., « White rice consumption and risk of type 2 diabetes : meta-analysis and systemic review », *British Medical Journal*, 15 mars 2012, 344e1454.

JOHNSEN N.F. *et al.*, « Whole-grain products and whole-grain types are associated with lower all-cause and cause-specific mortality in Scandinavian HELGA cohort », *British Journal of Nutrition*, 28 août 2015, 114(4), p. 608-23.

KESSE-GUYOT E. *et al.*, « Profiles of Organic Food Consumers in a Large Sample of French Adults : Results from the Nutrinet-Santé, Cohort Study », *PloS One*, 18 octobre 2013, 8(10)e76998.

LI J. *et al.*, « Physical activity and cardiovascular disease, a meta-analysis of prospective cohort studies », *Int J Environ Res Public Health*, 2012, 9(2), p. 391-407.

LINDENTHAL T. *et al.*, « Greenhouse Gas Emissions of Organic and Conventional Foodstaffs in Austria », Research Institute of Organic Agriculture, FIBL, 2008.

LIU B. *et al.*, « Cruciferous vegetables intake and risk of prostate cancer : a meta-analysis », *International Journal of Urology*, 28 nouvembre 2011, 19(2), p. 134-41.

PONISIO L. *et al.*, « Diversification practices reduce organic to conventional yield gap », Proceedings of the Royal Society B, janvier 2015.

SEIFERT S. *et al.*, « Health effects of energy drinks on children, adolescents and young adults », *Pediatrics*, 2011, 127, p. 511-28.

SOLNICK S.J. *et al.*, « The "Twinkie Defense" : the relationship between carbonated non-diet soft drinks and violence perpretation among Boston high school students », *Injury Prevention*, août 2012, 18(4), p. 259-63.

STRAIN J.J. *et al.*, « Prenatal exposure to methyl mercury from fish consumption and polyinsaturated fatty cids : associations with child development at 20 months of age in an observational study in the Republic of Seychelles », *American Journal of Clinical Nutrition*, mars 2015, 101(3), p. 530-7.

SUN J. *et al.*, « Antioxidant and antiproliferative activities of common fruits », *Journal of Agricultural and Food Chemistry*, 2002, 50 (23), p. 6910-6.

TRESSERRA-RIMBAU A. *et al.*, « Inverse association between habitual pholyphenol intake and incidence of cardiovascular events in the PREDIMED study », *Nutrition, Metabolism & Cadiovascular Diseases*, juin 2014, 24(6), p. 639-47.

TRINDER M. *et al.*, « Probiotic lactobacilli : a potential prophylactic treatment for reducing pesticide absorption in hman and wildlife », *Benef Microbes*, 2015, 6(6), p. 841-7.

VALAVANIDIS A. *et al.*, « Polyphenolic profile and antioxidant activity of five apple cultivars grown under organic and conventional agricultural practices », *International Journal of Food Science & Technology*, 2009, 44, p. 1167-75.

YE E.Q. *et al.*, « Greater whole-grain intake is associated with lower risk of type 2 diabetes, cardiovascular disease and weight gain », *Journal of Nutrition*, juillet 2012, 142(7), p. 1304-13.

ZAVALA Y. *et al.*, « Arsenic in rice », *Environ Sci Technol*, 2008, 42.

ZHOU X.F. *et al.*, « Allium vegetables ad risk of prostate cancer : evidence from 132 192 subjects », *Asian Pacific Journal of Cancer*, 2013, 14(7), p. 131-4.
ZHU B. *et al.*, « Dietary legume consumption reduces risk of colorectal cancer : evidence from a meta-analysis of cohort studies », *Sci Rep*, mars 2015, p. 87-97.

Table des matières

Avant-propos 7
Introduction 9

1. Comment satisfaire les besoins de l'organisme ? 17
VÉGÉTAL OU ANIMAL ? 19
Manger de la viande, est-ce indispensable ? 19
Légumineuses et céréales : comment les reconnaître, comment les consommer ? 22
Il nous faut des protéines, des glucides, des lipides ! 27
Fer, calcium, magnésium, phosphore, iode et vitamines : le rôle des micro-nutriments 37
Le régime du « chasseur-cueilleur » adapté 43
CRU OU CUIT ? 44
Le crudivorisme 44
Cuire, mais de quelle manière ? 46
VOUS AVEZ DIT FERMENTÉ ? 54
Qu'est-ce qu'un aliment fermenté ? 54
Pourquoi manger fermenté ? 59
Exemples d'aliments fermentés 62

2. Se nourrir au quotidien 73
COMMENT BIEN CHOISIR VOS ALIMENTS 76
Les règles essentielles 76
Les labels 84
QUE PENSER DES RÉGIMES ? 88
Le régime sans gluten 88
La régime sans lactose 91

Le régime cétogène 94
L'alimentation sans poisson 99
Le jeûne 102
Les régimes amaigrissants 102
Maigrir sans lutter 104
LES BONS CHOIX À CHAQUE MOMENT DE LA JOURNÉE 107
Petit déjeuner 107
Déjeuner 113
Dîner 126
L'épicerie sucrée 131
L'épicerie salée 135

3. Se protéger des grandes maladies de notre temps 141
PRÉSERVER UNE BONNE HYGIÈNE DE VIE 144
Qu'est-ce qu'une bonne hygiène de vie ? 144
Qu'est-ce qu'une alimentation équilibrée ? 145
Les substances protectrices bioactives 148
QUAND UN ALIMENT EST-IL TOXIQUE ? 155
Les intoxications alimentaires d'origine « microbienne » 156
Les mycotoxines 158
La contamination par des métaux lourds 159
La contamination par les pesticides 160
La contamination par les additifs alimentaires 162
L'élevage industriel, responsable de résistances aux antibiotiques 165
SE PROTÉGER DES MALADIES 166
Cancers 171
AVC 173
Diabète 177

4. Manger écologique 183
LA RESPONSABILITÉ DE L'AGRICULTURE 186
Le gaz carbonique (CO_2) 187
Le méthane (CH_4) 192
Le protoxyde d'azote (N_2O) 198
Manger bio réduit-il les émissions de gaz à effet de serre ? 202

LA RESPONSABILITÉ DU CIRCUIT ALIMENTAIRE, DU SOL À LA TABLE 203
LA RESPONSABILITÉ DE CHACUN, CHANGER NOS HABITUDES 206
Manger local 206
Mieux choisir ses aliments 208
Cuisiner sans réchauffer la planète 210
Lutter contre le gaspillage 212
Quel mode d'alimentation pour quels résultats ? 218
Quelques menus, du meilleur au pire pour la planète 220
APPRENDRE À PARTAGER 227
Partager l'eau 228
Partager la terre 230
Partager avec les producteurs 234
Partager les jardins 236
Partager la planète avec les générations à venir 238
Partager nos traditions alimentaires et nos pratiques culinaires 240

5. Recettes pour préserver votre santé et protéger la planète 241

Conclusion – Que mangerons-nous demain ? 257
Agriculture ou autres moyens de produire de la nourriture ? 257
Agriculture conventionnelle ou agro-écologique ? 260
Grandes exploitations hyper-technologiques ou agriculture familiale et paysanne ? 263
Alors, on mangera quoi ? 266

Des mêmes auteurs

Docteur Laurent Chevallier

Le guide antitoxique de la grossesse, Marabout, 2016 (avec Claude Aubert).

Moins de médicaments, plus de plantes, Fayard, 2015.

Maigrir sans lutter, Fayard, 2014 ; rééd. LGF, 2015.

Le Livre antitoxique. Alimentation, cosmétiques, maison, Fayard, 2013 ; rééd. LGF, 2014.

60 ordonnances alimentaires, Masson, 2011.

Je maigris sain, je mange bien. Le régime du chasseur-cueilleur du XXIe siècle, Fayard, 2011 ; rééd. LGF, 2012.

Mes ordonnances alimentaires. Comment vous soigner par une bonne alimentation, Les Liens qui libèrent, 2010 ; rééd. LGF, 2011.

51 ordonnances alimentaires, Masson, 2009.

Les 100 meilleurs aliments pour votre santé et la planète, Fayard, 2009 ; rééd. LGF, 2010.

Impostures et vérités sur les aliments, Fayard, 2007 ; rééd. LGF, 2009.

Vive les plantes. Poids et forme, insomnies, cholestérol, stress, Fayard, 2006 ; rééd. J'ai lu, 2007.

L'alimentation des petits loups de 3 à 14 ans, J'ai lu, 2006.

Votre assiette santé, J'ai lu, 2005.

Soigner l'arthrose par les plantes, la nutrition, l'activité physique, les médicaments, Fayard, 2004.

Nutrition : principes et conseils, Masson, 2003, 2005, 2009 (3e éd.).

Que votre alimentation soit votre première médecine, Fayard, 2001.

Claude Aubert

En forme grâce aux baies, Terre Vivante, 2016.

J'associe mes cultures...et ça marche, Terre Vivante, 2015.

Amande, avocat, sésame... 150 recettes à base d'oléagineux, Terre Vivante, 2013.

Manger bio, c'est mieux, Terre Vivante, 2012 (avec Denis Lairon et André Lefebvre).

Des aliments aux mille vertus : cuisiner les aliments fermentés, Terre Vivante, 2011.

L'art de cuisiner sain : s'équiper, préparer, cuire et conserver, Terre Vivante, 2011.

La nouvelle assiette : les céréales au menu, Terre Vivante, 2009.

Une autre assiette : une assiette qui protège notre santé et la planète, Le courrier du livre, 2009.

Quelle agriculture pour quelle alimentation ? Milan, 2007.

Poissons bio : guide d'achat et recettes, Terre Vivante, 2007 (avec Lionel Goumy).

Faut-il être végétarien, pour la santé et la planète ? Terre Vivante 2007 (avec Nicolas Le Berre).

Espérance de vie, la fin des illusions, Terre Vivante, 2006.

Bio, raisonnée, OGM : quelle agriculture dans notre assiette ? Terre Vivante, 2003 (avec Blaise Leclerc).

Fabuleuses légumineuses : 140 recettes traditionnelles, Terre Vivante, 2000.

La cuisine à quat'sous : bien manger sans se ruiner, Terre Vivante, 1997.

L'assiette aux céréales, Terre Vivante, 1992.

Les aliments fermentés traditionnels : une richesse méconnue, Terre Vivante, 1990.

Dis-moi comment tu cuisines, je te dirai comment tu te portes, Terre Vivante, 1987.

Onze questions clés sur l'agriculture, l'alimentation, la santé, le Tiers-monde, Terre Vivante, 1983.

Une autre assiette, Debard, 1979.

Soignons la terre pour guérir les hommes, Le courrier du livre, 1974.

Le jardin potager biologique, Le courrier du livre, 1972.

L'industrialisation de l'agriculture, salut ou suicide de l'homme ? le courrier du livre, 1970.

L'agriculture biologique, pourquoi et comment la pratiquer ? Le courrier du livre, 1970.

Composition et mise en pages
Nord Compo à Villeneuve-d'Ascq

PAPIER À BASE DE FIBRES CERTIFIÉES

Fayard s'engage pour l'environnement en réduisant l'empreinte carbone de ses livres. Celle de cet exemplaire est de :
0,600 kg éq. CO_2
Rendez-vous sur
www.fayard-durable.fr

70-2249-4/01
Dépôt légal : mai 2016
Imprimé en Espagne par Industria Gráfica Cayfosa